秦汉晋隋名医全书大成

王叔和 医学全书

□ 王旭东 校证

中国中医药出版社
·北京·

图书在版编目（CIP）数据

王叔和医学全书/王旭东校证 . —北京：中国中医药出版社，2018.12
（秦汉晋隋名医全书大成）
ISBN 978－7－5132－5072－6

Ⅰ.①王…　Ⅱ.①王　Ⅲ.①《脉经》　Ⅳ.
①R241.11

中国版本图书馆 CIP 数据核字（2018）第 137420 号

中国中医药出版社出版

北京市朝阳区北三环东路 28 号易亨大厦 16 层
邮政编码　100013
传真　010－64405750
山东临沂新华印刷物流集团有限责任公司印刷
各地新华书店经销

开本 787×1092　1/16　印张 12　字数 196 千字
2018 年 12 月第 1 版　2018 年 12 月第 1 次印刷
书号　ISBN 978－7－5132－5072－6

定价　62.00 元
网址　www.cptcm.com

社　长　热　线　010－64405720
购　书　热　线　010－89535836
维　权　打　假　010－64405753

微信服务号　zgzyycbs
微商城网址　https://kdt.im/LIdUGr
官　方　微　博　http://e.weibo.com/cptcm
天猫旗舰店网址　https://zgzyycbs.tmall.com

脉 经

〔晋〕 王叔和撰

王旭东 校证

内 容 提 要

《王叔和医学全书》收录了王叔和存世著作《脉经》，王叔和整理编次的《伤寒论》和《金匮要略》未选录。《脉经》为三国魏至西晋间王熙（叔和）编撰，成书于公元245—255年，是我国医学史上现存最早的脉学专著。全书10卷，98篇。卷一论三部九候、寸口脉及二十四脉；卷二、卷三以脉象合于脏腑经络，举其阴阳虚实，列出形证异同，为临证提供诊断依据；卷四诀四时百病死生之分，详述脉法；卷五述仲景、扁鹊脉法；卷六列述诸经病证；卷七至卷九均是脉证治疗，卷七以伤寒、热病病证为主，卷八为杂病，卷九为妇产科、小儿病证，卷十为手检图二十一部，但图已亡佚，仅存文字。全书内容广博，除了论脉之外，涉及脏腑、经络、生理、病理、证候、治则、治法、护理、预后等中医学的大部分内容，汇集了魏晋以前医学典籍中脉学相关资料，保存了大量已经失传古文献中的内容。并且在文献汇聚的基础上，阐释脉理，结合证候，提出治则，以指导临床诊断和治疗。

本书首次将古代混乱的遍身诊脉法，简约成"寸口脉法"，并且首次将寸口脉的脉象厘定为浮、芤、洪、滑、数、促、弦、紧、沉、伏、革、实、微、涩、细、软、弱、虚、散、缓、迟、结、代、动24脉，对每一种脉象的指下感觉进行了规范，提出"浮脉，举之有余，按之不足"之类的脉象形态标准，并指出所代表的病证，使临证有模板可依。还列举出八组相类的脉象，进行排列比较，以便体会和掌握。《脉经》最大的贡献，就是将中医诊断学进行了标准化、规范化，奠定了中医脉学基础，使脉学形成独立而实用的科学。此后近两千年的中医诊断发展史上，《脉经》始终是所有脉学的学术源头。隋唐以后至清代的一千多年间，中国、日本、朝鲜都曾以政府诏令或律令的形式规定，将《脉经》作为医师考试的必读之书和必考科目。因此，《脉经》是中医诊断学的经典之作，在世界医学发展史上有着十分重要的地位。

本书采用元天历三年（1330）叶氏广勤书堂刻本为底本。适合各类中医药从业人员、中医药院校师生、中医药爱好者、中国历史文化文献研究人员等阅读。

秦汉壮阔，晋隋风流，医随国运典籍成

——《秦汉晋隋名医全书大成》序言

春秋战国，群雄逐鹿，战车烈马，铁血争雄。"秦王扫六合，虎视何雄哉！挥剑决浮云，诸侯尽西来"（李白《古风》）。秦始皇承先辈大志，灭六国，平天下，华夏一统，成就伟业。废封建，立郡县，严法令，律制度，书同文，车同轨，中央集权，八方臣服，中国文化得以整合，文化格局得以确立。中医药学，由此中兴。

《黄帝内经》，世代奉为祖典，医家顶礼膜拜。书虽成于东汉，文则积累千年。史称黄帝轩辕氏悯斯民之疾苦，悼养生之不及，问道广成，咨访岐伯，撰为《黄帝内经》。黄帝者，指代也，象征也，文化一统之标识也。《内经》者，实为众医之经，上古神农尝草木知百药，战国扁鹊治妇孺医老迈，都是《内经》源泉。征战壮烈之世，必有四野惨烈之民；刀兵疾病之下，必有济世名医。集天下名医之经验，合诸子百家之坟典，诊籍凝成医理，天地验之人物，始铸千年典范，成就医学根基。概《内经》之要，以一言可蔽之："通神明之德，类万物之情"（《宋徽宗圣济经》），"天人合一"而已矣！

秦虽二世而亡，汉则沿袭秦制，发扬其优秀文化，革除其暴政苛刑，百姓休养生息，朝廷崇文宣武，国力盛极一时。文景之治、汉武盛世、孝宣中兴、光武中兴、明章之治、永元之隆，无数辉煌历史，环球无人匹敌。东西两汉，享国四百零九年，非文明昌盛，怎能实现？盛世之下，人以五福是务。五福者：一曰寿，二曰富，三曰康宁，四曰攸好德，五曰考终命。养生之道，上下奉行，神仙与本草俱兴，佛经傍黄老共鸣，导引图、五禽戏、麻沸散、太医令，医药事业，欣欣向荣。

《神农本草经》（简称《本经》）者，集盛世医药之大成。药分三品，功效分明，君臣佐使，和合七情，四气五味，升降浮沉。上品之药，主养命以应天，轻身益气，不老延年；中品之药，主养性以应人，斟酌得宜，补羸遏病；下品之药，主治病以应地，以毒攻毒，破积攻坚。药性理论，已臻完备。中华本草，千载绵延，源头活水，始自《本经》。

又有问难之作，名曰《难经》。《难经》者，非经也。盖黄帝之书，文辞遐远，义理深邃，章句难辨。贤者以经文为难而释之也。旨在"推行经旨，发挥至道，剖晰疑义，垂示后学"（徐大椿《医学源流论》）。托名越人者，则是作者做好事不留名，宣行大道，浮名何求？是真名士自高贤也。其阐释经典之功，足与《内经》并垂千古。

迨至汉末，国运衰败，秩序沦丧，横夭莫救，哀鸿遍野，生民惶惶。乱世名医，经世辈出。仓公诊籍，涪翁渔钓；橘井泉香，杏林春暖；壶翁悬壶济世，郭玉难诊贵人；华佗性恶矜技，终以戮死；外科神技，因狱吏畏死而不受；《中藏》托名，亦名医应验之临床。唯有仲景，尊为医圣，《伤寒杂病》，万古流芳。

仲景之书，创六经辨证体系，立医学思维之纲。然东汉末年，辨证论治并非医学主流，诊病疗疾，皆凭经验，"各承家技，终始顺旧"，某方治某病，某病用某方，只知其常，不达其变，于是变证丛生，灾祸频发。"《伤寒论》所述，乃为庸医误治而设"（徐大椿《医学源流论》），可谓一语中的。仲景之书，常病不多，变证迭出。各种顺变之策，便是辨证论治思想所在，亦即仲景伟大之所在。概《伤寒论》之精要，"知犯何逆，随证治之"当为肯綮之节。

王叔和编次仲景书，有功亦有过；林亿校正古医书，增删又补改。存世医籍，历经斧凿修改或粉饰加工，甚或掺杂私见，不乏狗尾续貂。及至马王堆医书出土，十四种医籍横空出世，二十四正史未见著录，尘封土埋，委屈千年，一朝面世，惊人心目。今人得见汉代医书真迹原貌，实为我辈幸甚之事。

东汉末世，延及三国；汉魏三国，汉脉绵延，故王叔和《脉经》，皇甫谧《甲乙经》，实为汉医余蕴；叔和皇甫，亦为仲景一脉。《伤寒》《脉经》《甲乙经》，分别成于公元210、250、259年前后，仲景或为叔和师，叔和与士安同时，短短数十年间，出现内科、脉学、针灸学三位泰斗，诞生三个学科划时代巨著，彰显四百年大汉医学成就。

魏晋时期，豪杰争雄，改朝换代如家常便饭。政权更迭频繁，帝王忙于征战夺权，经济呈现中衰之态。三国以降，民众思想自由开放，社会文化高速发展，哲学、文学、史学、科技、美术、书法、音乐，各有巨星闪耀其间。草原游牧文化南下，撞击中原汉族文化，儒家道德风范不再崇高，道家精神气质争相效仿，美男子横行于世，五石散翕然传授。士大夫儒道兼修，面对世道衰乱，既不甘隐避，则托为放逸。功名难就，遂开清谈之议；世态炎凉，益尚玄学之风。衣冠不再整，烂衫过闹市，史称魏晋风流。自此，"欲上不能达志，欲下不甘认俗"成为中国知识分子特殊品质。道教葛洪："苟全性命于乱世，不求闻达于诸侯"，高仕不遂，转而内圣，由儒入道，追求仙道贵生，鼓吹神仙不死，强调"人人皆可成仙"，著《抱朴子》《肘后方》，为长寿学先导，传急救学仙方。

外科著作《刘涓子鬼遗方》，集晋以前外科学之大成。谓刘涓子郊猎，遇黄父鬼而得痈疽方一部。命曰"鬼遗"者，乃玄其说，冀取重于世，亦晋代倡导玄学之常用手法。

"六朝霸业成逝水，千古名山犹姓陶。"六朝陶弘景，承魏晋之风，号"山中宰相"，虽托为放逸，实不甘隐避。不甘隐避，则饱读诗书，勤于著述，成为著名道教思想家、医药学家；托为放逸，则结草为庐，读书采药，为民治病。所著《本草经集注》，为《本经》后又一本草学集大成者。

隋历二世，恍若流星。国虽短暂，民富兵强。一统天下，结束魏晋南北朝分裂乱象；赫赫武功，战胜天下最强大突厥帝国；凿大运河，派遣隋使，开千年科举；"开皇之治"，安居乐业，朝野欢娱，积财富无俦；"中外仓库，无不盈积；钱币丰盈，积于廊庑"，"古今国计之富莫如隋"（《文献通考》）。及至灭国之后，府库钱粮犹供李唐王朝二十年未竭！

国富则医杰，政和而民健。《诸病源候论》者，隋代太医巢元方奉诏所作也。是书"会粹群说，沉研精理，形脉之证，罔不赅集"。上稽圣经，宗《内经》之天人合一，阴阳五行，治病求本；旁撷奇道，详实证之细部观察；疥虫蛔虫，漆疮过敏，消渴专篇，还原思想初现端倪；内科外科，妇孺外伤，现代分科已具雏形。书成之后，列于医学"七经"之一；传播广远，比肩黄帝卢扁之书。

隋祚之继，是为盛唐。杨上善者，生于隋，卒于唐，晚年得官，奉唐高宗敕命撰注《黄帝内经太素》，故《太素》已属初唐医著。杨隋李唐，姻亲盘错，本是一家；隋人著书，成于大唐，两属皆可。隋唐之属，姑且不论；学术传承，骨血相连。《太素》撰成，传《内经》古本，补校正医书局之不足；编文章类次，无腐儒校书郎之过失；注可疑词句，增匠心独运者之心得。惜乎珍本早佚，失传千年；幸有东瀛旧抄，医家万幸；寺僧厥功甚伟，友邦必须诚谢！

秦汉晋隋，中医学已成大观；医随国运，本丛书可见一斑。无论分裂内乱，外族征战，列强争霸，饥馑灾荒，总有英雄豪杰一统江山，创造辉煌，成就"大秦壮烈""大汉昌盛""魏晋风流""隋唐富强"时代风貌。中医药学，与国家命运共沉浮：战争年代，在战火之中救死扶伤；太平盛世，为华夏儿女维护健康；名医大德，创理法方药载于典籍；医学宝库，增中华文明璀璨光芒。

如今国运日昌，力倡提高中华文化自信；助力中医振兴，中医药出版社整理出版中医古籍。秦汉晋隋，医书各有所长；今日繁荣，历史可鉴可参。永泰编审精心策划，精选历朝经典；众师长一艺通神，校订且优且良。书既已成，嘱吾赘言，吾乃学识浅陋，目光短浅，难测历史渊微，少读中医文献，无以概述精华所在，只知此本奥妙精深。好学深思之士，必得古书妙用，撷祖先智慧，为现代人类营建安康。若此者，弁言浅陋，亦不为无补尔。

王旭东

二〇一八年初冬

整 理 说 明

　　《王叔和医学全书》收录了王叔和存世著作《脉经》，王叔和整理编次的《伤寒论》与《金匮要略》未选录，将收录在《张仲景医学全书》中。《脉经》10卷，98篇，三国魏至西晋间王熙（叔和）著。全书1657条，9万字左右。约成书于三国魏景初至嘉平年间（237～255），是我国现存第一部脉学专著，在世界医学史上有重要影响和崇高地位。

一、王叔和与《脉经》

　　王熙，字叔和。山阳高平郡（治在今山东省邹县西南）人。其生卒年代和生平事迹不见于正史，现存资料零星见于西晋·皇甫谧《针灸甲乙经·序》、东晋·高湛《养生论》、唐·甘伯宗《名医传》、宋·林亿《针灸脉经·序》及唐·孙思邈《备急千金要方》中。王叔和著《脉经》历时久远，其生平遗留不少历史疑问。

　　据笔者考证〔王旭东．王叔和及《脉经》史实再探．中华中医药杂志，2017；32（10）：4364－4366.〕，王叔和任太医令为三国魏而非晋代，时在建安二十一年（216）前后。其生活年代应与张仲景相距不远，可能是张仲景的学生。老年时流寓新洲（今湖北省武汉市新洲区）至去世。死后备受尊崇，现新洲仍有王氏史迹遗存。《脉经》的成书年代不会晚于《伤寒杂病论》50年。王叔和著述很多，除《脉经》外，编次《伤寒论》是其对中医学又一重大贡献。但王叔和编次《伤寒杂病论》之时，距该书问世仅三四十年，不大可能如史书上所说的成为"劫火之余"残卷，应该是对张仲景著述的精选精编。诚如余嘉锡所说："王叔和似是仲景亲授弟子，故编定其师之书。"

　　此外，出土文献显示，《脉经》原本并非脉学专著，而是有方有药、有针有灸的综合性医书。通过《脉经》自序可知，王叔和是以引用《内经》及当时存世的医书，编纂综合性医学理论书为目的的，因此《脉经》应该是理法方药俱全的。如"平三关病候并治宜"论述外感热病辨证论治，文曰"寸口脉浮，中风发热头痛，宜服桂枝汤、葛根汤，针风池、风府，向火灸身，摩治风膏，覆令汗出"，"寸口脉数即为吐，以热在胃管，熏胸中，宜服药吐之，及针胃管，服除热汤，若是伤寒七八日至十日，热在中，烦满渴者，宜服知母汤"等40余条文字，其行文语气，体例风格都与《伤寒论》非常类似，针药结合、内外治结合、辨脉辨证相结合、理法方药系统的治疗风格非常明显，但在《脉经》中，方剂的组成已被林亿删除。因为部分内容被保留在敦煌古医籍中，经比对则一目了然。

二、《脉经》的版本系统

《脉经》版本众多，目前存世达六七十种之多，繁杂混乱，给学习、研究者带来了一定的困难。

《脉经》成书（255）到宋·林亿校正前（1068），长达800年之久。宋·林亿是历史上对它进行系统校理的第一人，并国子监第一次作大字刊行。这是后世所有《脉经》版本的祖本。北宋绍圣三年（1096），为了普及，又作小字重刊。

南宋时据北宋版本重刻的有：①福建建阳书坊刊本，刊年不详；②广西漕司本，约刊于嘉定二年（1209），据福建建阳书坊本刊刻而成；③何大任刊本，刊于嘉定十年（1217），据北宋绍圣小字本翻刻。

五种宋刻本包括北宋大字本、小字本在内已全部亡佚失传。

元泰定四年（1327），河南龙兴道儒学据广西漕司本进行重刊（简称龙兴本），后世又据龙兴本再重新刊刻，由此而衍化出龙兴系统的系列刊本，如明毕玉刊本（1474）、明袁表刊本（1575）。据袁表刊本重刊的有：日本活字本、明沈际飞刊本、清沈礼意刊本、清钱熙祚校本、清黄鈜校本、清周学海校本等。另外，有明末天启四年（1624）缪希庸刻本，属于俗刻本。

南宋何大任刊本在元以后分别有影本及复刻本行世，由此而衍化出何氏系统的系列刊本。有影本、刻本两种版本形式：

影本主要有：明佚名氏影刻宋本、明刊《医统正脉》影宋本（是明代吴勉学据明代佚名氏影刻本再次影刻而成）、清杨守敬影邻苏园刊本等。

刻本主要有：元广勤堂刊本（1330）、明赵府居敬堂刊本、日本聿修堂藏明代模雕宋本。

以上版本中，只有何氏系统早期刊本更接近宋本原貌，因为它是直接从北宋绍圣小字监本复刊而成，从时间上看，何本比较接近《脉经》的成书年代；从形式上看，何本的流传多以影刻形式相沿刊印，较好地保持了旧版原貌而讹误较少，比较能全面地反映《脉经》的作品原貌。

三、整理原则

1. 底本与校本

本书采用的底本是元天历庚午（1330）叶氏广勤书堂刻本（底本概貌见附图），该本是何本系统的第一个复刊本，距宋嘉定十年何大任本年代最近，因此也是最接近《脉经》林亿校本原貌的版本。

主校本选用明佚名氏模刻何本，即仿何大任本（简称仿宋本）、明·吴勉学《古今医统正脉全书》本（简称吴本）、清光绪杨守敬影宋本（简称杨本）、清·周学海《周氏医学丛书》本（简称周本）。

参校本选用清钱熙祚《守山阁丛书》本（简称钱本）、清黄鉉校刊本（简称黄本）、清朱锡谷《脉经真本》（简称朱本）、清廖积性校刊本（简称廖本）、清张柯重刊《脉经真本》（简称张本）。

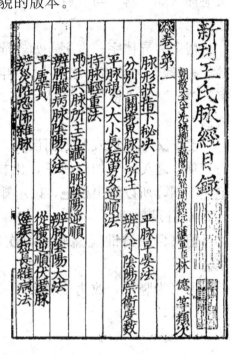

旁校著作主要有《素问》《灵枢》《难经》《伤寒论》《金匮要略》《中藏经》《针灸甲乙经》《黄帝内经太素》《诸病源候论》《备急千金要方》《千金翼方》《外台秘要》等，皆选用通行珍本、善本。

2. 校注体例

原文：悉依底本全录，不另分段。原有注释以小一号另体标识。对底本全文进行标点。标点符号的使用按国家标准《标点符号用法》执行。

校勘：依四校法进行，底本中脱字、倒文、衍文、错字等加以校正，并出注说明；底本与其他版本虽不一致，但难以肯定何者为是，则不予改动，出注说明互异之处。

版本对校，在出校记时版本名称均用简称，如"吴本""周本"等，不出卷数；本校，需出卷次篇目；他校，既出书名（简称），又出卷次篇目，如《外台秘要》卷十七《五劳六极七伤》。

3. 异文处理

异体字：径改，如"藏府"改作"脏腑"，"歧伯"改作"岐伯"；药方剂型之"圆"改作"丸"，不出注。

通假字：如"沈"—"沉"，"絃"—"弦"，"决"—"诀"等，一律改为通行字，于首见处出注说明。

繁体字：一律改为简化字，但专用字保留，如"淡饮"不改作"痰饮"，"奭"不改作"软"等。

避讳字：缺笔避讳（如"恒"下少一横）则直接描正，不出注记；同义避讳（如"膊"与"肩"，"治"与"理"等），则原文不动，在首见处出注说明。

俗字、异体字、古字：如"涩"—"澀""澁""濇"，体—"體""躰""軆"；"覩"为"睹"之古字，"申"为"伸"之古字；"挙"为"举"之俗字；"總"为"总"之异体字等。对于这些原文，一律改用通行字，以便阅读。

至于文字笔划或形近而误者，如"若"与"苦"、"正"与"止"、"顷"与"项"之类，均加以改正，出校说明。这些字，虽然字形相近，但文义绝然不同，所以均出校记，以示郑重。

4. 目录整理

原书目录错讹脱漏较多，次序杂乱，现据正文重新辑录编排，不出校注。

原书为竖排，改为横排后原书表示以上文字方位的"右"字，今改为"上"字。

王旭东

2018 年 5 月

脉经序

晋太医令　王叔和　撰

　　脉理精微，其体难辨。弦、紧、浮、芤，展转相类。在心易了，指下难明。谓沉为伏，则方治永乖；以缓为迟，则危殆立至。况有数候俱见，异病同脉者乎？夫医药为用，性命所系。和、鹊至妙，犹或加思；仲景明审，亦候形证。一毫有疑，则考校以求验。故伤寒有承气之戒，呕哕发下焦之问[①]。而遗文远旨，代寡能用，旧经秘述，奥而不售。遂令末学，昧于原本，互滋偏见，各逞己能。致微痾成膏肓之变，滞固绝振起之望，良有以也。今撰集岐伯以来，逮于华佗，经论要诀，合为十卷。百病根源，各以类例相从，声色证候，靡不该备。其王、阮、傅、戴、吴、葛、吕、张，所传异同，咸悉载录。诚能留心研穷，究其微赜[②]，则可比踪古贤，代无夭横矣。

---

① 问：原作"间"，形近之误，据仿宋本、周本改。
② 赜：原作"颐"，形近之误，据仿宋本、吴本、杨本、周本改。

　　天地以生物为心，故古之圣贤，著书立论，教人以医而济人之生也。得其书而自秘者，岂天地圣贤之心乎？夫治病莫重于明脉，脉法无出于王氏《脉经》之为精密。本堂所藏，不敢自秘，先以《针灸资生经》梓行矣，今复刻《脉经》与众共之，庶以传当世济人之道，且无负古人著书之意云。

时天历庚午仲夏

建安叶日增志于广勤书堂

目 录

脉经卷第一

朝散大夫守光禄卿直秘阁判登闻检院上护军 臣 林亿 等类次

脉形状指下秘诀①第一 二十四种

浮脉，举之有余，按之不足。浮于手下。

芤脉，浮大而软，按之中央空，两边实。一曰：手下无，两旁有。

洪脉，极大在指下。一曰：浮而大。

滑脉，往来前却流利，展转替替然，与数相似。一曰：浮中如有力；一曰：漉漉如欲脱。

数脉，去来促急。一曰：一息六七至；一曰：数者，进之名。

促脉，来去数，时一止，复来。

弦脉，举之无有②，按之如弓弦状。一曰：如张弓弦，按之不移；又曰：浮、紧为弦。

紧脉，数如切绳状。一曰：如转索之无常。

沉脉，举之不足，按之有余。一曰：重按之乃得。

伏脉，极重指按之，着骨乃得。一曰：手下裁动；一曰：按之不足，举之无有；一曰：关上沉不出，名曰伏。

革脉，有似沉、伏、实、大而长、微弦。《千金翼》以革为牢。

实脉，大而长，微强，按之隐指③愊愊然。一曰：沉浮皆得。

微脉，极细而软，或欲绝，若有若无。一曰：小也；一曰：手下快；一曰：浮而薄；一曰：按之如欲尽。

涩脉，细而迟，往来难，且散，或一止复来。一曰：浮而短；一曰：短而止；或曰：散也。

细脉，小大于微，常有，但细耳。

软脉，极软而浮细。一曰：按之无有，举之有余；一曰：细小而软。软，一作濡。曰濡者，如白④衣在水中，轻手相得。

弱脉，极软而沉细，按之欲绝指下。一曰：按之乃得，举之无有。

————————

① 诀：原作"决"，通"诀"。《汉书·苏武传》："李陵与苏武决去。"注："决，别也。"本书统一为"诀"。下同。

② 有：《备急千金要方》卷二十八《指下形状》作"力"。

③ 隐指：《濒湖脉学》认为当作"应指"。

④ 白：仿宋本、杨本、周本等作"帛"。

虚脉，迟大而软，按之不足，隐指豁豁然空。

散脉，大而散。散者气实血虚，有表无里。

缓脉，去来亦迟，小快于迟。一曰：浮大而软，阴浮与阳同等。

迟脉，呼吸三至，去来极迟。一曰：举之不足，按之尽牢；一曰：按之尽牢，举之无有。

结脉，往来缓，时一止复来。按之来缓，时一止①者，名结阳。初来动止，更来小数，不能自还，举之则动，名结阴。

代脉，来数中止，不能自还，因而复动。脉结者生，代者死。

动脉，见于关上，无头尾，大如豆，厥厥然动摇。《伤寒论》云：阴阳相搏，名曰动。阳动则汗出，阴动则发热，形冷恶寒。数脉见于关上，上下无头尾，如豆大，厥厥动摇者，名曰动。

浮与芤相类；与洪相类。弦与紧相类；滑与数相类；革与实相类；《千金翼》云：牢与实相类。沉与伏相类；微与涩相类；软与弱相类；缓与迟相类。软与迟相类。

平脉早晏法第二

黄帝问曰：夫诊脉常以平旦，何也？岐伯对曰：平旦者，阴气未动，阳气未散，饮食未进，经脉未盛，络脉调均，《内经》作调匀②。血气未乱，故乃可诊，过此非也。《千金》同，《素问》《太素》云：有过之脉。

切脉动静，而视精明，察五色，观五脏有余不足，六腑强弱，形之盛衰，以此参伍，决死生之分。

分别三关境界脉候所主第三

从鱼际至高骨，其骨自高。却行一寸，其中名曰寸口。从寸③至尺，名曰尺泽，故曰尺寸。寸后尺前名曰关，阳出阴入，以关为界④。阳出三分，阴入三分，故曰三阴三阳。阳生于尺动于寸，阴生于寸动于尺。寸主射上焦，出头及皮毛竟手⑤；关主射中焦，腹及腰⑥；尺主射下焦，少腹至足⑦。

辨尺寸阴阳荣卫度数第四

夫十二经皆有动脉，独取寸口，以决五脏六腑死生吉凶之候者，何

---

①　止：原作"指"，据正文改。

②　内经作调匀：仿宋本、吴本、杨本、周本等无此五字。

③　寸：此下《备急千金要方》卷二十八《平脉大法》有"口"字。

④　界：此下《备急千金要方》卷二十八《平脉大法》有"如天、地、人为三界"七字，可参。

⑤　出头及皮毛竟手：《千金要方》卷二十八《平脉大法》作"头及皮毛竟手上部"。

⑥　腰：此下《千金要方》卷二十八《平脉大法》有"中部"二字。

⑦　足：此下《千金要方》卷二十八《平脉大法》有"下部二字。此为三部，法象三才：天、地、人。头、腹、足，为三元也"。

谓也？然。寸口者，脉之大会，手太阴之动脉①也。人一呼脉行三寸②，一吸脉行三寸③。呼吸定息，行④六寸。人一日一夜，凡一万三千五百息，行五十度，周于身，漏水下百刻，荣卫行阳二十五度，行阴亦二十五度，为一周，晬时也。故五十度而复会于手太阴。太阴者，寸口也，即五脏六腑之所始终，故法取于寸口也。

脉有尺寸，何谓也？然。尺寸者，脉之大会要⑤也。从关至尺，是尺内，阴之所治也；从关至鱼际是寸口内，阳之所治也。故分寸为尺，分尺为寸。故阴得尺内一寸，阳得寸内九分，尺寸终始一寸九分，故曰尺寸也。

脉有太过，有不及，有阴阳相乘，有覆有溢，有关有格，何谓也？然。关之前者，阳之动也，脉当见九分而浮。过者，法曰太过；减者，法曰不及。遂上鱼为溢，为外关内格，此阴乘之脉也。关之后者，阴之动也，脉当见一寸而沉。过者，法曰太过；减者，法曰不及。遂入尺为覆，为内关外格，此阳乘之脉，故曰覆溢。是真脏之脉也，人不病自⑥死。

平脉视人大小长短男女逆顺法第五

凡诊脉，当视其人大小、长短及性气缓急。脉之迟速、大小、长短，皆如其人形性者，则吉；反之者则为逆也。脉三部大都欲等。只如小人、细人、妇人，脉小软，小儿四五岁，脉呼吸八至、细数者，吉。《千金翼》云：人大而脉细，人细而脉大，人乐而脉实，人苦而脉虚，性急而脉缓，性缓而脉躁，人壮而脉细，人羸而脉大，此皆为逆。逆则难治。反此为顺，顺则易治。凡妇人脉常欲濡弱于丈夫，小儿四五岁者脉自快疾，呼吸八至也。男左大为顺，女右大为顺。肥人脉沉，瘦人脉浮。

持脉轻重法第六

脉有轻重，何谓也？然。初持脉，如三菽之重，与皮毛相得者⑦，肺部⑧也；菽者，小豆。言脉轻如三小豆之重。吕氏作大豆。浮之在皮毛之间者，肺气所行，故言肺部也。如六菽之重，与血脉相得者，心部也；心主血

---

① 动脉：《难经·一难》作"脉动"。

② 脉行三寸：《灵枢·五十营》作"脉再动，气行三寸"。

③ 脉行三寸：《灵枢·五十营》作"脉亦再动，气行三寸"。

④ 行：此前《灵枢·五十营》有"气"字。下文"行"字同。

⑤ 会要：《难经·二难》作"要会"。

⑥ 自：《难经·三难》作"而"。

⑦ 与皮毛相得者：《伤寒论·平脉法》无此句。下文"与血脉相得者""与肌肉相得者""与筋平者""举之来疾者"等《伤寒论·平脉法》均无。

⑧ 部：《伤寒论·平脉法》作"气"。下文心、脾、肝、肾各部同。

脉，次于肺，如六豆之重。如九菽之重，与肌肉相得者，脾部也；脾在中央，主肌肉，故次心，如九豆之重。如十二菽之重，与筋平者，肝部也；肝主筋，又在脾下，故次之。按之至骨，举之来疾者，肾部也。肾主骨，其脉沉至骨。故曰轻重也。

两手六脉所主
五脏六腑阴阳逆顺第七

《脉法赞》云：肝、心出左，脾、肺出右，肾与命门，俱出尺部。魂魄谷神，皆见寸口。左主[①]司官，右主司府。左大顺男，右大顺女。关前一分，人命之主。左为人迎，右为气口。神门决断，两在关后。人无二脉，病死不愈。诸经损减，各随其部。察按阴阳，谁与先后。《千金》云：三阴三阳，谁先谁后。阴病治官，阳病治府。奇邪所舍，如何捕取？审而知之，针入病愈。

心部，在左手关前寸口是也，即手少阴经也，与手太阳为表里，以小肠合为府，合于上焦，名曰神庭，在龟—作鸠尾下五分。

肝部，在左手关上是也，足厥阴经也，与足少阳为表里，以胆合为府，合于中焦，名曰胞门，—作少阳。在太仓左右三寸。

肾部，在左手关后尺中是也，足少阴经也，与足太阳为表里，以膀胱合为府，合于下焦，在关元左。

肺部，在右手关前寸口是也，

手太阴经也，与手阳明为表里，以大肠合为府，合于上焦，名呼吸之府，在云门。

脾部，在右手关上是也，足太阴经也，与足阳明为表里，以胃合为府，合于中焦脾胃之间，名曰章门，在季肋前一寸半。

肾部，在右手关后尺中是也，足少阴经也，与足太阳为表里，以膀胱合为府，合于下焦，在关元右。左属肾，右为子户，名曰三焦。

辨脏腑病脉阴阳大法第八

脉何以知脏腑之病也？然。数者，腑也；迟者，脏也。数即有热，迟即生寒。诸阳为热，诸阴为寒。故别知脏腑之病也。腑者阳，故其脉数；脏者阴，故其脉迟。阳行迟，病则数；阴行疾，病则迟。

脉来浮大者，此为肺脉也。脉来沉滑如石，肾脉也。脉来如弓弦者，肝脉也。脉来疾去迟，心脉也。脉来当见而不见，为病。病有浅深，但当知如何受邪。

辨脉阴阳大法第九

脉有阴阳之法，何谓也？然。呼出心与肺，吸入肾与肝，呼吸之

---

① 主：《千金要方》卷二十八《五脏脉所属》作"手"。下一个"主"字同。

间，脾受谷味也，其脉在中。浮者阳也，沉者阴也，故曰阴阳。

心、肺俱浮，何以别之？然。浮而大、散者，心也；浮而短、涩者，肺也。

肾、肝俱沉，何以别之？然。牢①而长者，肝也；按之耎②，举指来实者，肾也。脾者中州，故其脉在中，《千金翼》云：迟缓而长者，脾也。是阴阳之脉③也。

脉有阳盛阴虚，阴盛阳虚，何谓也？然。浮之损小，沉之实大，故曰阴盛阳虚；沉之损小，浮之实大，故曰阳盛阴虚。是阴阳虚实之意也。阳脉见寸口，浮而实大。今轻手浮之，更损减而小，故言阳虚。重手按之，反更实大而沉，故言阴实。

经言：脉有一阴一阳、一阴二阳、一阴三阳，有一阳一阴、一阳二阴、一阳三阴。如此言之，寸口有六脉俱动耶？然。经言如此者，非有六脉俱动也，谓浮、沉、长、短、滑、涩也。浮者，阳也；滑者，阳也；长者，阳也；沉者，阴也；涩者，阴也；短者，阴也。所以言一阴一阳者，谓脉来沉而滑也；一阴二阳者，谓脉来沉滑而长也；一阴三阳者，谓脉来浮滑而长，时一沉也。所以言一阳一阴者，谓脉来浮而涩也；一阳二阴者，谓脉来长而沉涩也；一阳三阴者，谓脉来沉涩而短，时一浮也。各以其经所在，名病之逆顺也。

凡脉大为阳，浮为阳，数为阳，动为阳，长为阳，滑为阳；沉为阴，涩为阴，弱为阴，弦为阴，短为阴，微为阴。是为三阴三阳也。阳病见阴脉者，反也，主死。阴病见阳脉者，顺也，主生。关前为阳，关后为阴。阳数则吐血，阴微则下利；阳弦则头痛，阴弦则腹痛；阳微则发汗，阴微则自下；阳数口生疮，阴数加微必恶寒，而烦挠不得眠也。阴附阳则狂④，阳附阴则癫。得阳属腑，得阴属脏。无阳则厥，无阴则呕。阳微则不能呼，阴微则不能吸，呼吸不足，胸中短气，依此阴阳以察病也。

寸口脉浮大而疾者，名曰阳中之阳。病苦烦满，身热，头痛，腹中热。

寸口脉沉细者，名曰阳中之阴。病苦伤悲不乐，恶闻人声，少气，时汗出，阴气不通，臂不能举。

尺脉沉细者，名曰阴中之阴。病苦两胫酸疼，不能久立，阴气衰，小便余沥，阴下湿痒。

尺脉滑而浮大者，名曰阴中之阳。病苦小腹痛满，不能溺，溺即阴中痛，大便亦然。

尺脉牢而长，关上无有，此为阴

---

① 牢：朱本、廖本、张本作"平"。

② 耎：《难经·四难》作"濡"，义近。

③ 脉：朱本、张本、《难经·四难》作"法"。

④ 狂：原作"强"，据仿宋本、周本改。

干阳。其人苦两胫重，少腹引腰痛。

寸口脉壮大，尺中无有，此为阳干阴。其人苦腰背痛，阴中伤，足胫寒。

夫风伤阳，寒伤阴；阳病顺阴，阴病逆阳；阳病易治，阴病难治。在肠胃之间，以药和之；若在经脉之间，针灸病已。

平虚实第十

人有三虚三实，何谓也？然。有脉之虚实，有病之虚实，有诊之虚实。脉之虚实者，脉来耎者为虚，牢①者为实。病之虚实者，出者为虚，入者为实；言者为虚，不言者为实；缓者为虚，急者为实。诊之虚实者，痒者为虚，痛者为实；外痛内快，为外实内虚；内痛外快，为内实外虚。故曰虚实也。

问曰：何谓虚实？答曰：邪气盛则实，精气夺则虚。何谓重实？所谓重实者，言大热病，气热脉满，是谓重实。

问曰：经络俱实如何？何以治之？答曰：经络皆实，是寸脉急而尺缓也，当俱治之。故曰滑则顺②，涩则逆。夫虚实者，皆从其物类始，五脏骨肉滑利，可以长久。

从横逆顺伏匿脉第十一

问曰：脉有相乘，有从仲景从字作纵有横，有逆有顺，何谓也？师曰：水行乘火，金行乘木，名曰从；火行乘水，木行乘金，名曰横；水行乘金，火行乘木，名曰逆；金行乘水，木行乘火，名曰顺。

经言：脉有伏匿者，伏匿于何脏而言伏匿也？然。谓阴阳更相乘、更相伏也。脉居阴部，反见阳脉者，为阳乘阴也；脉虽时沉涩而短，此阳中伏阴；脉居阳部反见阴脉者，为阴乘阳也；脉虽时浮滑而长，此为阴中伏阳也。重阴者癫，重阳者狂。脱阳者见鬼，脱阴者目盲。

辨灾怪恐怖杂脉第十二

问曰：脉有残贼，何谓？师曰：脉有弦，有紧，有涩，有滑，有浮，有沉，此六脉为残贼，能与诸经作病。

问曰：尝为人所难，紧脉何所从而来？师曰：假令亡汗若吐，肺中寒，故令紧；假令咳者，坐饮冷水，故令紧；假令下利者，以胃中虚冷，故令紧也。

问曰：翕、奄、沉，名曰滑，何谓？师曰：沉为纯阴，翕为正阳，阴阳和合，故脉滑也。

问曰：脉有灾怪，何谓？师曰：

---

① 牢：此上《难经·四十八难》有"紧"字。

② 顺：《素问·通评虚实论》作"从"。

假令人病，脉得太阳，脉与病形证相应。因为作汤。比还送汤之时①，病者因反大吐，若下痢，仲景痢字作利。病腹中痛。因问言②：我前来脉时③，不见此证，今反变异，故是名为灾怪。因问：何缘作此吐痢？答曰：或有先④服药，今发作，故为灾怪也。

问曰：人病恐怖，其脉何类？师曰：脉形如循丝累累然，其面白脱色。

问曰：人媿者，其脉何等类？师曰：其脉自浮而弱⑤，面形⑥乍白乍赤。

问曰：人不饮，其脉何类？师曰：其脉自涩⑦。而唇口干燥也。

言迟者，风也；摇头言者，其里痛也；行迟者，其表彊也；坐而伏者，短气也；坐而下一膝⑧者，必腰痛；里实护腹，如怀卵者，必心痛。师持脉，病人欠者，无病也；脉之，因伸者，无病也。一云：呻者，病也。假令向壁卧，闻师到，不惊起而目眄⑨视。一云：反面仰视。若三言三止，脉之，咽唾，此为诈病。假令脉自和，处言此病太重，当须服吐下药，针灸数十百处乃愈。

迟疾短长杂病法⑩第十三

黄帝问曰：余闻胃气、手少阳三焦、四时五行脉法，夫人⑪言脉有三阴三阳，知病存亡，脉外以知内，尺寸大小，愿闻之。岐伯曰：寸口之中，外别浮沉、前后、左右。虚实、死生之要，皆见寸口之中。脉从前来者为实邪，从后来者为虚邪，从所不胜来者为贼邪，从所胜来者为微邪，自病一作得者为正邪。外结者，病痈肿；内结者，病疝瘕也。间来而急者，病正在心，癥气也；脉来疾者，为风也；脉来滑者，为病食也；脉来滑躁者，病有热也；脉来涩者，为病寒湿也。脉逆顺之道，不与众谋。

师曰：呼⑫者，脉之头也。初持之，来疾去迟，此为出疾入迟，为内虚外实。初持脉，来迟去疾，此为出迟入疾，为内实外虚也。

脉数则在府，迟则在脏。脉长而弦，病在肝；扁鹊云：病出于肝。

---

① 之时：《伤寒论·平脉篇》作"如食顷"。

② 因问言：《伤寒论·平脉篇》作"师曰"。

③ 脉时：《伤寒论·平脉篇》无此二字。

④ 先：《伤寒论·平脉篇》作"旧时"。

⑤ 自浮而弱：《伤寒论·平脉法》作"浮"。

⑥ 形：《伤寒论·平脉法》作"色"。

⑦ 涩：仿宋本、吴本、周本作"弦"，廖本作"弦而缓"。

⑧ 膝：《伤寒论·平脉法》作"脚"。

⑨ 眄：仿宋本、周本、吴本作"盼"，廖本、钱本作"眒"。

⑩ 杂病法：仿宋本作"杂脉法"，周本、杨本无"法"字。

⑪ 人：仿宋本、吴本、周本作"子"。

⑫ 呼：仿宋本、吴本、周本作"呼吸"。

脉小血少，病在心；扁鹊云：脉大而洪，病出于心。脉下坚上虚，病在脾胃；扁鹊云：病出于脾胃。脉滑一作涩而微浮，病在肺；扁鹊云：病出于肺。脉大而坚，病在肾。扁鹊云：小而紧。

脉滑者，多血少气；脉涩者，少血多气；脉大者，血气俱多。又云：脉来大而坚者，血气俱实；脉小者，血气俱少。又云：脉来细而微者，血气俱虚；沉细滑疾者热；迟紧为寒。又云：洪数滑疾为热，涩迟沉细为寒。脉盛滑紧者，病在外热；脉小实而紧者，病在内冷。

脉小弱而涩者，谓之久病；脉滑浮而疾者，谓之新病。

脉浮滑，其人外热，风走刺，有饮难治；脉沉而紧，上焦有热，下寒得冷，即便下；脉沉而细，下焦有寒，小便数，时苦绞痛，下利重；脉浮紧且滑直者，外热内冷，不得大小便；脉洪大紧急，病速进在外，苦头发热痛肿；脉细小紧急，病速进在中，寒为疝瘕积聚，腹中刺痛；脉沉重而直前绝者，病血在肠间；脉沉重而中散者，因寒食成癥；脉直前而中散绝者，病消渴，一云：病浸淫痛。脉沉重，前不至寸口，徘徊绝者，病在肌肉遁尸；脉左转而沉重者，气癥[1]，阳在胸中；脉右转出不至寸口者，内有肉癥；脉累累如贯珠不前至，有风寒在大肠，伏留不去；脉累累中[2]止不至，

寸口奘者，结热在小肠膜中，伏留不去；脉直前左右弹者，病在血脉中，肧血也。脉后而左右弹者，病在筋骨中也。脉前大后小，即头痛目眩。脉前小后大，即胸满短气。

上部有脉，下部无脉，其人当吐，不吐者死。上部无脉，下部有脉，虽困无所苦。夫脉者，血之府也，长则气治，短则气病，数则烦心，大则病进。上盛则气高，下盛则气胀，代则气衰，细则气少，《太素》细作滑。涩则心痛。浑浑革革，至如涌泉，病进而危；弊弊绰绰，其去如弦绝者死。短而急者，病在上；长而缓者，病在下；沉而弦急者，病在内；浮而洪大者，病在外。脉实者，病在内；脉虚者，病在外。在上为表，在下为里；浮为在表，沉为在里。

平人得病所起脉[3]第十四

何以知春得病？无肝脉也；无心脉，夏得病；无肺脉，秋得病；无肾脉，冬得病；无脾脉，四季之月得病。

假令肝病者西行，若食鸡肉得之，当以秋时发，得病以庚辛日也。

---

① 癥：《千金要方》卷二十八《分别病形》作"微"，义长。

② 中：《千金要方》卷二十八《分别病形》作"如"。

③ 脉：原脱，据目录补。

家有腥①死，女子见之，以明要为灾。不者，若感金银物得之。

假令脾病东行，若食雉兔肉及诸木果实得之。不者，当以春时发，得病以甲乙日也。

假令心病北行，若食豚鱼得之。不者，当以冬时发，得病以壬癸日也。

假令肺病南行，若食马肉及獐鹿肉得之。不者，当以夏时发，得病以丙丁日也。

假令肾病中央，若食牛肉及诸土中物得之。不者，当以长夏时发，得病以戊己日也。

假令得王脉，当于县官家得之。

假令得相脉，当于嫁娶家得之，或相庆贺家得之。

假令得胎脉，当于产乳家得之。

假令得囚脉，当于囚徒家得之。

假令得休脉，其人素有宿病，不治自愈。

假令得死脉，当于死丧家感伤得之。

何以知人露卧得病？阳中有阴也。

何以知人夏月得病？诸阳入阴也。

何以知人食饮中毒？浮之无阳，微、细之不可知也。但有阴脉，来疾去疾，此相为水气之毒也。脉迟者，食干物得之。

诊病将差难已脉第十五

问曰：假令病人欲差，脉而知愈，何以别之？

师曰：寸、关、尺，大小、迟疾、浮沉同等，虽有寒热不解者，此脉阴阳为平复②，当自愈。

人病，其寸口之脉与人迎之脉，大小及浮沉等者，病难已。

---

① 腥：此上《备急千金要方》卷十一《肝脏脉论》有“血”字。

② 平复：《伤寒论·辨脉法》作“和平”。

脉经卷第二

朝散大夫守光禄卿直秘阁判登闻检院上护军 臣 林亿 等类次

平三关阴阳二十四气脉第一

左手关前寸口阳绝者，无小肠脉也。苦脐痹，小腹中有疝瘕①，王②月王字一作五即冷上抢心。刺手心主经，治阴。心主在掌后横理③中。即太陵穴也。

左手关前寸口阳实者，小肠实也。苦心下急④痹，一作急痛。小肠有⑤热，小便赤黄。刺手太阳经，治阳。一作：手少阳者非。太阳在手小指外侧本节陷中。即后溪穴也。

左手关前寸口阴绝者，无心脉也。苦心下毒⑥痛，掌中热，时时善呕，口中伤烂。刺手太⑦阳经，治阳。

左手关前寸口阴实者，心实也。苦心下有水气，忧恚发之。刺手心主经，治阴。

左手关上阳绝者，无胆脉也。苦膝疼，口中苦，眯目，善畏，如见鬼状，多惊少力。刺足厥阴经，治阴。在足大指间，即行间穴也。或刺三毛中。

左手关上阳实者，胆实也。苦腹中实⑧，不安，身躯习习也。刺足少阳经，治阳。在足上第二指本节后一寸。第二指当云小指次指，即临泣穴也。

左手关上阴绝者，无肝脉也。苦癃，遗溺，难言，胁下有邪气，善吐，刺足少阳经，治阳。

左手关上阴实者，肝实也。苦肉中痛，动善转筋。刺足厥阴经，治阴。

左手关后尺中阳绝者，无膀胱脉也。苦逆冷，妇人月使不调，三⑨

---

① 疝瘕：仿宋本、吴本、周本作"癥瘕"。

② 王：《千金要方》卷十四《小肠腑脉论》作"主"。

③ 理：《千金要方》卷十四《小肠腑脉论》作"文"。

④ 急：此下《千金要方》卷十四《小肠腑脉论》有"热"字。

⑤ 有：《千金要方》卷十四《小肠腑脉论》作"内"。

⑥ 毒：《千金要方》卷十三《心脏脉论》作"热"。

⑦ 太：《千金要方》卷十三《心脏脉论》作"少"。

⑧ 腹中实：《诸病源候论》卷十五《胆病候》作"腹内冒冒"。

⑨ 三：原作"王"，据原书标注及《备急千金要方》卷二十《膀胱腑脉论》改。

月则闭；男子失精，尿有余沥。刺足少阴经，治阴。在足内踝下动脉。即太溪穴也。

左手关后尺中阳实者，膀胱实也。苦逆冷，胁下有邪气相引痛。刺足太阳经，治阳。在足小指外侧本节后陷中。即束骨穴也。

左手关后尺中阴绝者，无肾脉也。苦足下热，两髀里急，精气竭少，劳倦所致。刺足太阳经，治阳。

左手关后尺中阴实者，肾实也。苦恍惚健忘，目视𥉂𥉂，耳聋，怅怅善鸣。刺足少阴经，治阴。

右手关前寸口阳绝者，无大肠脉也。苦少气，心下有水气，立秋节即咳。刺手太阴经，治阴。在鱼际间。即太渊穴也。

右手关前寸口阳实者，大肠实也。苦肠中切痛，如锥刀所刺，无休息时。刺手阳明经，治阳。在手腕中。即阳溪穴也。

右手关前寸口阴绝者，无肺脉也。苦短气咳逆。喉中塞，噫逆。刺手阳明经，治阳。

右手关前寸口阴实者，肺实也。苦少气，胸中满，彭彭与肩相引。刺手太阴经，治阴。

右手关上阳绝者，无胃脉也。苦吞酸，头痛，胃中有冷。刺足太阴经，治阴。在足大指本节后一寸。即公孙穴也。

右手关上阳实者，胃实也。苦肠中伏伏一作愊愊，不思饮食，得食不能消。刺足阳明经，治阳。在足上动脉。即冲阳穴也。

右手关上阴绝者，无脾脉也。苦少气下利，腹满身重，四肢不欲动，善呕。刺足阳明经，治阳。

右手关上阴实者，脾实也。苦肠中伏伏如坚状，大便难。刺足太阴经，治阴。

右手关后尺中阳绝者，无子户脉也。苦足逆寒，绝产，带下，无子，阴中寒。刺足少阴经，治阴。

右手关后尺中阳实者，膀胱实也。苦少腹满，引腰痛。刺足太阳经，治阳。

右手关后尺中阴绝者，无肾脉也。苦足逆冷，上抢胸痛，梦入水、见鬼，善厌寐，黑色物来掩人上。刺足太阳经，治阳。

右手关后尺中阴实者，肾实也。苦骨疼，腰脊痛，内寒热。刺足少阴经，治阴。

上，脉二十四气事①。

平人迎神门气口前后脉第二

心实②

右手寸口人迎以前脉阴实者，

---

① 上脉二十四气事：仿宋本、周本、吴本作"右阴阳二十四气脉证"。

② 实：此下《备急千金要方》卷十三《心虚实》有"热"字。

手厥①阴经也。病苦闭，大便不利，腹满，四肢重，身热，苦胃胀。刺三里。

心虚②

左手寸口人迎以前脉阴虚者，手厥③阴经也。病苦悸恐不乐，心腹痛，难以言，心如寒状，恍惚。

小肠实④

左手寸口人迎以前脉阳实者，手太阳经也。病苦身热，热来去，汗出一作汗不出而烦，心中满，身重，口中生疮。

小肠虚⑤

左手寸口人迎以前脉阳虚者，手太阳经也。病苦颅际偏头痛，耳颊痛。

心、小肠俱实

左手寸口人迎以前脉阴阳俱实者，手少阴与太阳经俱实也。病苦头痛，身热，大便难，心腹烦满，不得卧。以胃气不转，水谷实也。

心、小肠俱虚

左手寸口人迎以前脉阴阳俱虚者，手少阴与太阳经俱虚也。病苦洞泄⑥，苦寒，少气，四肢寒⑦，肠澼。

肝实

左手关上脉阴实者，足厥阴经也。病苦心下坚满，常两胁痛，自忿忿如怒状。

肝虚

左手关上脉阴虚者，足厥阴经也。病苦胁下坚，寒热，腹满，不欲饮食，腹胀，悒悒不乐，妇人月经不利，腰腹痛。

胆实

左手关上脉阳实者，足少阳经也。病苦腹中气满，饮食不下，咽干，头重痛，洒洒恶寒，胁痛。

---

① 厥：《备急千金要方》卷十三《心虚实》作"少"。

② 虚：《备急千金要方》卷十三《心虚实》有"寒"字。

③ 厥：《备急千金要方》卷十三《心虚实》作"少"。

④ 实：此下《备急千金要方》卷十四《小肠虚实》有"热"字。

⑤ 虚：此下《备急千金要方》卷十四《小肠虚实》有"寒"字。

⑥ 洞泄：此二字仿宋本、周本置于下文"肠澼"之后。

⑦ 寒：仿宋本、周本作"厥"。

胆虚

左手关上脉阳虚者，足少阳经也。病苦眩、厥、痿，足指不能摇，躄，坐不能起，僵仆，目黄，失精，晄晄。

肝胆俱实

左手关上脉阴阳俱实者，足厥阴与少阳经俱实也。病苦胃胀①呕逆，食不消。

肝胆俱虚

左手关上脉阴阳俱虚者，足厥阴与少阳经俱虚也。病苦恍惚，尸厥不知人，妄见，少气不能言，时时自惊。

肾实

左手尺中神门以后脉阴实者，足少阴经也。病苦膀胱胀闭，少腹与腰脊相引痛。

左手尺中神门以后脉阴实者，足少阴经也。病苦舌燥，咽肿，心烦，嗌干，胸胁时痛，喘咳汗出，小腹胀满，腰背彊急，体重骨热，小便赤黄，好怒，好忘，足下热疼，四肢黑，耳聋。

肾虚

左手尺中神门以后脉阴虚者，足少阴经也。病苦心中闷，下重，足肿不可以按地。

膀胱实

左手尺中神门以后脉阳实者，足太阳经也。病苦逆满，腰中痛不可俛仰，劳也。

膀胱虚

左手尺中神门以后脉阳虚者，足太阳经也。病苦脚中筋急②，腹中痛引腰背，不可屈伸，转筋，恶风，偏枯，腰痛，外踝后痛。

肾、膀胱俱实

左手尺中神门以后脉阴阳俱实者，足少阴与太阳经俱实也。病苦脊彊，反折戴眼，气上抢心，脊痛不能自反侧。

---

① 胀：廖本作"寒"。
② 阳虚者……脚中筋急：《诸病源候论》卷二十二《转筋候》作"浮为阳，阳虚者，病苦转筋"。

肾膀胱俱虚

左手尺中神门以后脉阴阳俱虚者，足少阴与太阳经俱虚也。病苦小便利，心痛背寒，时时少腹满。

肺实

右手寸口气口以前脉阴实者，手太阴经也。病苦肺胀，汗出若露，上气喘逆，咽中塞，如欲呕状。

肺虚

右手寸口气口以前脉阴虚者，手太阴经也。病苦少气不足以息，嗌干不朝津液。

大肠实

右手寸口气口以前脉阳实者，手阳明经也。病苦腹满，善喘咳，面赤身热，喉咽—本作咽喉中如核状。

大肠虚

右手寸口气口以前脉阳虚者，手阳明经也。病苦胸中喘，肠鸣，虚渴，唇口干，目急[1]，善惊，泄白。

肺、大肠俱实

右手寸口气口以前脉阴阳俱实者，手太阴与阳明经俱实也[2]。病苦头痛目眩，惊狂，喉痹痛，手臂捲，捲，一作倦，一作踡。唇吻不收。

肺大肠俱虚

右手寸口气口以前脉阴阳俱虚者，手太阴与阳明经俱虚也。病苦耳鸣嘈嘈，时妄见光明，情中不乐，或如恐怖。

脾实

右手关上脉阴实者，足太阴经也。病苦足寒，胫热，腹胀满，烦扰不得卧。

脾虚

右手关上脉阴虚者，足太阴经也。病苦泄注，腹满气逆，霍乱呕吐，黄疸，心烦不得卧，肠鸣。

---

[1] 唇口干，目急：《千金要方》卷十八《大肠虚实》作"唇干，口急"。

[2] 也：原作"虚"，据体例及仿宋本、周本改。

胃实①

右手关上脉阳实者，足阳明经也。病苦腹中坚痛而热，《千金》作病苦头痛。汗不出，如温疟，唇口干，善哕，乳痛，缺盆、腋下肿痛。

胃虚②

右手关上脉阳虚者，足阳明经也。病苦胫寒不得卧，恶寒③洒洒，目急，腹中④痛，虚鸣，《外台》作耳虚鸣。时寒时热，唇口干，面目浮肿。

脾、胃俱实

右手关上脉阴阳俱实者，足太阴与阳明经俱实也。病苦脾胀，腹坚，抢胁下痛，胃气不转，大便难，时反泄利，腹中痛，上冲肺肝，动五脏，并⑤喘鸣，多惊，身热汗不出，喉痹，精少。

脾、胃俱虚

右手关上脉阴阳俱虚者，足太阴与阳明经俱虚也。病苦胃中如空状，少气不足以息，四逆寒，泄注不已。

肾实

右手尺中神门以后脉阴实者，足少阴经也。病苦痹，身热，心痛，脊胁相引痛，足逆，热烦。

肾虚

右手尺中神门以后脉阴虚者，足少阴经也。病苦足胫小弱，恶风寒，脉代绝，时不至；足寒，上重下轻，行不可以按地，少腹胀满，上抢胸胁，痛引胁下。

膀胱实

右手尺中神门以后脉阳实者，足太阳经也。病苦转胞，不得小便，头眩痛，烦满，脊背彊。

膀胱虚

右手尺中神门以后脉阳虚者，

---

① 实：此下《千金要方》卷十六《胃虚实》有"热"字。

② 虚：此下《千金要方》卷十六《胃虚实》有"冷"字。

③ 恶寒：《千金要方》卷十六《胃虚实》作"恶风寒"。

④ 中：《千金要方》卷十六《胃虚实》无此字。

⑤ 并：原作"立"，形近之误，据仿宋本、周本、吴本改。

足太阳经也。病苦肌肉振动，脚中筋急，耳聋，忽忽不闻，恶风飔飔作声。

肾、膀胱俱实

右手尺中神门以后脉阴阳俱实者，足少阴与太阳经俱实也，病苦癫疾，头重，与目相引痛，厥欲起走，反眼，大风，多汗。

肾、膀胱俱虚

右手尺中神门以后脉阴阳俱虚者，足少阴与太阳经俱虚也。病苦心痛，若下重不自收，篡反出，时时苦洞泄，寒中，泄①，肾心俱痛。

一说云：肾有左右，膀胱无二。今用当以左肾合膀胱，右肾合三焦。

平三关病候并治宜第三

寸口脉浮，中风，发热，头痛。宜服桂枝汤、葛根汤，针风池、风府，向火灸身，摩治风膏，覆令汗出。

寸口脉紧，苦头痛，骨肉疼，是伤寒。宜服麻黄汤发汗，针眉冲、颞颥，摩治伤寒膏。

寸口脉微，苦寒，为衄。宜服五味子汤，摩②茱萸膏，令汗出。

寸口脉数，即为吐，以有热在胃管，熏胸中。宜服药吐之，及针

胃管，服除热汤。若是伤寒七八日至十日，热在中，烦满渴者，宜服知母汤。

寸口脉缓，皮肤不仁，风寒在肌肉，宜服防风汤，以药薄熨之，摩以风膏③，灸诸治风穴。

寸口脉滑，阳实，胸中壅满，吐逆，宜服前胡汤，针太阳、巨阙，泻之。

寸口脉弦，心下愊愊，微头痛，心下有水气。宜服甘遂丸，针期门，泻之。

寸口脉弱，阳气虚，自汗出而短气。宜服茯苓汤、内补散，适饮食消息，勿极劳，针胃管补之。

寸口脉涩，是胃气不足。宜服干地黄汤自养，调和饮食，针三里，补之。三里一作胃管。

寸口脉芤，吐血。微芤者，衄血。空虚，去血故也。宜服竹皮汤、黄土汤④，灸膻中。

寸口脉伏，胸中逆气，噎塞不通，是胃中冷气上冲心胸⑤。宜服前

_____

① 泄：《千金要方》卷十九《肾虚实》无此字。

② 摩：《千金要方》卷二十八《三关主对法》作"麻黄治风膏"。

③ 摩以风膏：《千金要方》卷二十八《三关主对法》无此四字。

④ 黄土汤：仿宋本、吴本、周本作"黄芪汤"。

⑤ 噎塞不通……气上冲心胸：《千金要方》卷二十八《三关主对法》作"噎塞，是诸气上冲胸中"。

胡汤、大三建丸，针巨阙、上管，灸膻中①。

寸口脉沉，胸中引胁痛，胸中有水气。宜服泽漆汤，针巨阙，泻之。

寸口脉濡，阳气弱②，自汗出，是虚损病。宜服干地黄汤、薯蓣丸、内补散、牡蛎散并粉，针太冲，补之。

寸口脉迟，上焦有寒，心痛咽酸，吐酸水。宜服附子汤、生姜汤③，调和饮食以暖之。

寸口脉实，即生热，在脾肺，呕逆，气塞。虚即生寒，在脾胃，食不消化。有热，即宜服竹叶汤、葛根汤；有寒，即宜服茱萸丸、生姜汤。

寸口脉细，发热，吸④吐。宜服黄芩龙胆汤，吐不止，宜服橘皮桔梗汤，灸中府。

寸口脉洪大，胸胁满，宜服生姜汤、白薇丸，亦可紫菀汤下之，针上管、期门、章门。

上，上部寸口十七条。

关脉浮，腹满不欲食。浮为虚满，宜服平胃丸、茯苓汤、生姜前胡汤⑤，针胃脘，先泻后补之。

关脉紧，心下苦满，急痛。脉紧者为实，宜服茱萸当归汤，又大黄汤，两治之良⑥。针巨阙、下管，泻之。《千金》云：服茱萸当归汤又加大黄二两佳。

关脉微，胃中冷，心下拘急。宜服附子汤、生姜汤、附子丸，针巨阙，补之。

关脉数，胃中有客热。宜服知母丸、除热汤，针巨阙、上管，泻之。

关脉缓，其人不欲食，此胃气不调，脾胃不足。宜服平胃丸、补脾汤，针章门，补之。

关脉滑，胃中有热，滑为热实⑦，以气满，故不欲食，食即吐逆。宜服紫菀汤下之，大平胃丸，针胃管，泻之。《千金》云：宜服朴消麻黄汤、平胃丸。

关脉弦，胃中有寒，心下厥逆，此以胃气虚故尔。宜服茱萸汤，温调饮食，针胃管，补之。

关脉弱，胃气虚，胃中有客热，脉弱为虚热作病⑧，其说云：有热不可大攻之，热去则寒起。正宜服竹叶汤，针胃管，补之。

———

① 灸膻中：《千金要方》卷二十八《三关主对法》作"泻之"。

② 寸口脉濡，阳气弱：《千金要方》卷二十八《三关主对法》作"寸口脉软弱"。

③ 汤：此下仿宋本、吴本、杨本、周本有"茱萸丸"。

④ 吸：《千金要方》卷二十八《三关主对法》作"呕"。

⑤ 关脉浮……先泻后补之：敦煌卷子记载本条脉证为"关脉浮，不欲食，是虚满。宜服前胡十一味汤、平胃丸。针胃管补之，一名太仓，在脐上二寸是"。

⑥ 心下苦满……两治之良：《千金要方》卷二十八《三关主对法》作"心下苦满痛为实，宜服茱萸当归汤，加大黄二两佳。"

⑦ 滑为热实：《诸病源候论》卷十五《胃病候》作"脉滑为实"。

⑧ 病：仿宋本、吴本、杨本、周本作"痛"。

关脉涩，血气逆冷。脉涩为血虚，以中焦有微热[①]。宜服干地黄汤、内[②]补散，针足太冲上，补之。

关脉芤，大便去血数升[③]者，以膈输伤故也。宜服生地黄并生竹皮汤，灸膈输。若重下去血者，针关元。甚者，宜服龙骨丸，必愈。

关脉伏，中焦有水气，溏泄。宜服水银丸[④]，针关元，利小便，溏泄便止。

关脉沉，心下有冷气，苦满吞酸。宜服白薇[⑤]茯苓丸、附子汤，针胃管，补之。

关脉濡，苦虚冷，脾[⑥]气弱，重下病。宜服赤石脂汤、女萎丸，针关元[⑦]，补之。

关脉迟，胃中寒。宜服桂枝丸、茱萸汤，针胃管，补之。

关脉实，胃中痛。宜服栀子汤、茱萸乌头丸，针胃管，补之。

关脉牢，脾胃气塞，盛热，即腹满响响。宜服紫菀丸、泻脾丸，针灸胃管，泻之。

关脉细，虚[⑧]，腹满。宜服生姜茱萸蜀椒汤[⑨]、白薇丸，针灸三管。

关脉洪，胃中热，必烦满。宜服平胃丸，针胃脘，先泻后补之。

上，中部关脉十八条。

尺脉浮，下热风，小便难。宜服瞿麦汤、滑石散，针横骨、关元，泻之[⑩]。

尺脉紧，脐下痛。宜服当归汤，灸天枢，针关元，补之。

尺脉微，厥逆，小腹中拘急，有寒气。宜服小建中汤，一本更有四顺汤。针气海。

尺脉数，恶寒，脐下热痛，小便赤黄。宜服鸡子汤、白鱼散，针横骨，泻之。

尺脉缓，脚弱，下肿，小便难，有余沥。宜服滑石汤[⑪]、瞿麦散[⑫]，针横骨，泻之。

尺脉滑，血气实，妇人经脉……尿血[⑬]。宜服朴消煎、大黄汤，下去

---

① 以中焦有微热：《千金要方》卷二十八《三关主对法》无此句。

② 内：《千金要方》卷二十八《三关主对法》作"四"。

③ 升：原作"斗"，于理不合，据仿宋本、吴本、杨本、周本改。

④ 水银丸：《千金要方》卷二十八《三关主对法》作"温脾丸"。

⑤ 白薇：此下《千金要方》卷二十八《三关主对法》有"丸"字。

⑥ 脾：此下《千金要方》卷二十八《三关主对法》有"虚"字。

⑦ 关元：《千金要方》卷二十八《三关主对法》作"胃脘"。

⑧ 虚：此前仿宋本、吴本、周本有"脾胃"二字。

⑨ 生姜茱萸蜀椒汤：《千金要方》卷二十八《三关主对法》作："生姜汤、茱萸蜀椒汤。"

⑩ 尺脉浮……泻之：敦煌卷子 P3287 作"尺脉浮，小便难，宜服瞿麦汤、滑石散。针横骨、关元，泻之。横骨当脐直下，胞两旁是；关元脐直下三寸"。

⑪ 汤：仿宋本、吴本、周本作"散"。

⑫ 散：仿宋本、吴本、周本作"汤"。

⑬ 妇人经脉……尿血：《千金要方》卷二十八《三关主对法》作"经脉不利"，无"妇人、男子尿血"六字。

经血，针关元，泻之。

尺脉弦，小腹疼，小腹及脚中拘急。宜服建中汤、当归汤，针气海①，泻之。

尺脉弱，阳气少，发热骨烦。宜服前胡汤、干地黄汤、茯苓汤②，针关元，补之。

尺脉涩，足胫逆冷，小便赤。宜服附子四逆汤，针足太冲，补之。

尺脉芤，下焦虚，小便去血。宜服竹皮生地黄汤，灸丹田、关元，亦针补之③。

尺脉伏，小腹痛，癥疝，水谷不化。宜服大平胃丸、桔梗丸，针关元，补之。桔梗丸，一云结肠丸。

尺脉沉，腰背痛，宜服肾气丸，针京门，补之。

尺脉濡，苦小便难，《千金》云：脚不收，风痹。宜服瞿麦汤、白鱼散，针关元，泻之。

尺脉迟，下焦有寒。宜服桂枝丸，针气海、关元，补之。

尺脉实，小腹痛，小便不禁。宜服当归汤加大黄一两，以利大便，针关元，补之，止小便。

尺脉牢，腹满，阴中急。宜服葶苈子茱萸丸，针丹田、关元、中极。

上，下部尺脉十六条。

平奇经八脉病第四

脉有奇经八脉者，何谓也④？

然。有阳维、阴维，有阳跷、阴跷，有冲，有督，有任，有带之脉。凡此八脉者，皆不拘于经，故曰奇经八脉也。

经有十二，络有十五，凡二十七气，相随上下，何独不拘于经也？然。圣人图设沟渠，通利水道，以备不虞。天雨降下，沟渠溢满，滂沛妄行，当此之时⑤，圣人不能复图也。此络脉流⑥溢，诸经不能复拘也。

奇经八脉者，既不拘于十二经，皆何起何系也？然。阳维者，起于诸阳之会；阴维者，起于诸阴之交。阳维、阴维者，维络于身，溢畜不能环流溉灌诸经者也。阳跷者，起于跟中，循外踝而上行入风池；阴跷者，亦起于跟中，循内踝而上行至咽喉，交贯冲脉。冲脉者，起于关元，循腹里，直上至咽喉中。一云：冲脉者，起于气冲，并阳明之经，夹脐上行，至胸中而散也。督脉者，起于下极之输，并于脊里，循背，上

---

① 气海：原作"血海"，不合医理，据仿宋本、吴本、周本、杨本、钱本、廖本、朱本、张本改。

② 干地黄汤、茯苓汤：《千金要方》卷二十八《三关主对法》作"干地黄茯苓汤"。

③ 亦针补之：《千金要方》卷二十八《三关主对法》无此四字。

④ 何谓也：此前《难经·二十七难》有"不拘于十二经"。

⑤ 滂沛妄行，当此之时：《难经·二十七难》倒作"当此之时，滂沛妄行"。

⑥ 流：《难经·二十七难》作"满"。

至风府。冲脉者，阴脉之海也；督脉者，阳脉之海也。任脉者，起于胞门、子户，夹脐上行至胸中。一云：任脉者，起于中极之下，以上毛际，循腹里，上关元，至喉咽。带脉者，起于季肋，《难经》作季胁。迥身一周。此八者，皆不系于十二经，故曰奇经八脉者也。

奇经之为病何如？然。阳维维于阳，阴维维于阴，阴阳不能相维，怅然失志，容容《难经》作溶溶不能自收持。怅然者，其人惊，即维脉缓，缓即令身不能自收持，即失志、善忘、恍惚也。阳维为病，苦寒热；阴维为病，苦心痛。阳维为卫，卫为寒热；阴维为荣，荣为血，血者主心，故心痛也。阴跷为病，阳缓而阴急。阴跷在内踝。病即其脉急，当从内踝以上急，外踝以上缓。阳跷为病，阴缓而阳急。阳跷在外踝。病即其脉急，其人当从外踝以上急，内踝以上缓。冲之为病，逆气而里急冲脉从关元至喉咽，故其为病，逆气而里急。督之为病，脊彊而厥。督脉在脊。病即其脉急，故令脊彊也。任之为病，其内苦结，男子为七疝，女子为瘕聚。任脉起于胞门、子户，故其病结，为七疝、瘕聚。带之为病，苦腹满，腰容容《难经》作溶溶若坐水中状。带脉者，迥带人之身体。病即其脉缓，故令腰容容也。此奇经八脉之为病也。

诊得阳维脉浮者，暂起目眩，阳盛实，苦肩息，洒洒如寒。

诊得阴维脉沉大而实者，苦胸中痛，胁下支满，心痛。

诊得阴维如贯珠者，男子两胁实，腰中痛；女子阴中痛，如有疮状。

诊得带脉左右绕脐腹腰脊痛，冲阴股也。

两手脉，浮之俱有阳，沉之俱有阴，阴阳皆实盛者，此为冲督之脉也。冲督之脉者，十二经之道路也。冲督用事，则十二经不复朝于寸口，其人皆苦恍惚狂疑，不者，必当由豫有两心也。

两手阳脉浮而细微，绵绵①不可知，俱有阴脉，亦复细绵绵，此为阴跷、阳跷之脉也。此家曾有病鬼魅风死②，苦恍惚，亡人为祸也。

诊得阳跷，病拘急；阴跷，病缓。

尺寸俱浮，直上直下，此为督脉。腰背强痛③，不得俯仰，大人癫病，小儿风痫疾。

脉来中央浮，直上下，痛者，督脉也。动苦腰背膝寒，大人癫，小儿痫也。灸顶上三丸，正当顶上④。

————

① 两手阳脉……绵绵：《诸病源候论》卷二《鬼邪候》作"两手脉浮之细微"。

② 病鬼魅风死：《诸病源候论》卷二《鬼邪候》作"病痱风死"。

③ 痛：原作"病"，形近之误，据仿宋本、吴本、周本、钱本改。

④ 正当顶上：仿宋本、吴本、周本、杨本、钱本、廖本、朱本、张本无此四字。

尺寸脉俱牢—作扎，直上直下，此为冲脉。胸中有寒疝也。

脉来中央坚实，径至关者，冲脉也。动苦少腹痛，上抢心，有瘕疝，绝孕，遗失①溺，胁支满烦也。

横寸口边丸丸，此为任脉。苦腹中有气②如指，上抢心，不得俛仰，拘急。脉来紧细实长至关者，任脉③也。动苦少腹绕脐下，引横骨，阴中切痛，取脐下三寸。

① 失：杨本作"矢"，义长。
② 气：廖本作"疾"。
③ 任脉：廖本、朱本、张本作"带脉"。

脉经卷第三

朝散大夫守光禄卿直秘阁判登闻检院上护军 臣 林亿 等类次

肝胆部第一

肝象木，肝于五行象木。与胆合为府。胆为清净之府。其经足厥阴，厥阴肝脉。与足少阳为表里。少阳胆脉也，脏阴腑阳，故为表里。其脉弦，弦，肝脉之大形也。其相，冬三月，冬，水王，木相。王，春三月；废，夏三月；夏，火王，木废；囚，季夏六月；季夏，土王，木囚。死，秋三月。秋，金王，木死。其王日，甲乙；王时，平旦、日出；并木也。其困日，戊己；困时，食时、日昳。并土也。其死日，庚辛；死时，晡时、日入。并金也。其神魂，肝之所藏者魂。其主色，其养筋，肝气所养者筋。其候目，肝候出目，故肝实则目赤。其声呼，其色青，其臭臊，《月令》云：其臭膻。其液泣，泣出肝。其味酸，其宜苦，苦，火味也。其恶辛。辛，金味。肝俞在背第九椎，募在期门。直两乳下二肋端。胆俞在背第十椎，募在日月。穴在期门下五分。

上，新撰。并出《素问》诸经，昔人撰集或混杂相涉，烦而难了，今抄事要，分别五脏，名为一部。

冬至之后得甲子，少阳起于夜半，肝家王。冬至者岁终之节，甲子日者，阴阳更始之数也。少阳胆也，胆者木也。生于水，故起夜半，其气常微少，故言少阳。云夜半子者，水也。肝者，东方木，肝与胆为脏腑，故王东方，应木行也。万物始生，其气来，耎而弱，宽而虚，春，少阳气温和耎弱，故万物日生焉。故脉为弦，肝气养于筋，故其脉弦，弦亦法木体弦也。耎即不可发汗，弱即不可下；宽者开，开者通，通者利，故名曰宽而虚。言少阳始起尚耎弱，人荣卫凑理开通，发即汗出不止；不可下，下之而泄利不禁。故言宽虚通利也。春以胃气为本，不可犯也。胃者土也，万物禀土而生，胃亦养五脏，故肝王以胃气为本也①。不可犯者，不可伤也。

————

① 胃亦养……为本也：原作"胃以养五脏于肝王以胃气为本也"，据仿宋本、吴本、周本改。

上，四时经。

黄帝问曰：春脉如弦，何如而弦？岐伯曰：春脉肝也，东方木也，万物之所以始生也，故其气来濡弱轻虚而滑，端直以长，故曰弦。反此者病。黄帝曰：何如而反？岐伯曰：其气来实而强，此谓太过，病在外；其气来不实而微，此谓不及，病在中。黄帝曰：春脉太过与不及，其病皆何如？岐伯曰：太过则令人善忘，忘当作怒。忽忽眩冒而癫疾；不及则令人胸胁①痛引背，下则两胁胠满。黄帝曰：善！

肝②脉来，濡弱招招，如揭竿末梢③，曰平④。《巢源》云：绰绰如按琴瑟之弦，如揭长竿，曰平。春以胃气为本。肝⑤脉来，盈实而滑，如循长竿，曰肝病。肝⑥脉来，急而益劲，如新张弓弦，曰肝死。

真肝脉至，中外急，如循刀刃责责然⑦，《巢源》云：赜赜然。如按琴瑟弦⑧。色青白不泽，毛折乃死。

春胃微弦曰平，弦多胃少曰肝病，但弦无胃曰死，有胃而毛⑨曰秋病，毛甚曰今病。

肝藏血，血舍魂，悲哀动中则伤魂，魂伤则狂妄不精，不敢正当人，不精，不敢正当人，一作其精不守，令人阴缩。阴缩而筋挛，两胁骨不举，毛悴色夭，死于秋。

春，肝木王，其脉弦细而长，名曰平脉也⑩。反得浮涩而短者，《千金》云：微涩而短。是肺之乘肝，

金之刻⑪木，为贼邪，大逆，十死不治。一本云：日月年数至三，忌庚辛。反得洪大而散者，《千金》云：浮大而洪。是心之乘肝，子之扶⑫母，为实邪，虽病自愈。反得沉濡而滑者，是肾之乘肝，母之归子，为虚邪，虽病易治⑬。反得大而缓者，是脾之乘肝，土之陵木，为微邪，虽病即差。

肝脉来，濯濯如倚竿，如琴瑟

----

① 胁：《素问·玉机真脏论》无。

② 肝：此上《素问·平人气象论》有"平"字。

③ 如揭竿末梢：《素问·平人气象论》作"如揭长竿末梢"。

④ 平：此上《素问·平人气象论》有"肝"字。

⑤ 肝：此上《素问·平人气象论》有"病"字。

⑥ 肝：此上《素问·平人气象论》有"死"字。

⑦ 责责然：《诸病源候论》卷十五《肝病候》作"赜赜然"，义通。

⑧ 按琴瑟弦：《诸病源候论》卷十五《肝病候》作"新张弓弦"。

⑨ 有胃而毛：《素问·平人气象论》作"胃而有毛"。

⑩ 脉也：《千金要方》卷十一《肝脏脉论》无此二字。

⑪ 刻：仿宋本、吴本、周本、杨本、钱本、廖本、朱本、张本均作"克"。底本凡论五行生克之"克"时均用"刻"字，当是同音通假。

⑫ 扶：《千金要方》卷十一《肝脏脉论》作"乘"。

⑬ 易治：《诸病源候论》卷十五《肝病候》作"当愈"。

之弦。再至曰平，三至曰离经病①，四至脱精，五至死，六至命尽。足厥阴脉也。

肝脉急甚，为恶言；微急，为肥气，在胁下，若覆杯。缓甚，为善呕；微缓，为水瘕、痹。大甚，为内痈，善呕衄；微大，为肝痹阴②缩，咳引少腹。小甚，为多饮；微小，为消瘅。滑甚，为癀疝；微滑，为遗溺。涩甚，为淡饮；微涩，为瘈疭挛筋③。

足厥阴气绝则筋缩④，引卵与舌⑤。厥阴者，肝脉也，肝者筋之合也，筋者聚于阴器，而脉络于舌本，故脉弗营则筋缩急，筋缩急则引舌与卵，故唇青舌卷卵缩，则筋先死。庚笃辛死，金胜木也。

肝死脏，浮之脉⑥弱，按之中如索不来，或曲如蛇行者，死。

上，《素问》《针经》、张仲景。

心小肠部第二

心象火，与小肠合为府。小肠为受盛之府也。其经手少阴，手少阴，心脉也。与手太阳为表里。手太阳，小肠脉也。其脉洪，洪，心脉之大形。其相，春三月；木王火相。王，夏三月；废，季夏六月；囚，秋三⑦月；金主火囚。死，冬三月。水王火死。其王日，丙丁；王时、禺中、日中。其困日，庚辛；困时、晡时、日入。其死日，壬癸；死时、人定、夜半。

其藏神，心之所藏者，神也。其主臭，其养血，心气所养者血。其候⑧舌，其声言，言由心出，故主言。其色赤，其臭焦，其液汗，其味苦。其宜甘，甘，脾味也。其恶咸。咸，肾味也。心俞在背第五椎，或云第七椎。募在巨阙。在心下一寸。小肠俞在背第十八椎，募在关元。脐下三寸。

上，新撰。

心者，南方火，心主血，其色赤，故以夏王于南方，应火行。万物洪盛，垂枝布叶，皆下垂如曲，故名曰钩。心王之时，太阳用事，故草木茂盛，枝叶布舒，皆下垂曲，故谓之钩也。心脉洪大而长，洪则卫气实，实则气无从出。脉洪者，卫气实，卫气实则腠理密，密则气无从出。大则荣气萌。萌洪相薄，可以发汗，故名曰长。荣者血也，萌当为明字之误耳，血王故明且大也。荣明卫实，当须发动，通其津液也。长洪相得，即引水浆溉灌经

---

① 病：《难经·十四难》《诸病源候论》卷十五脾病候无此字。

② 阴：原脱，据钱本、《灵枢·邪气脏腑病形》补。

③ 瘈疭挛筋：《灵枢·邪气脏腑病形》作"瘈挛筋痹"。

④ 缩：《灵枢·经脉》作"绝"。

⑤ 引卵与舌：《灵枢·经脉》无此四字。

⑥ 脉：《千金要方》卷十一《肝脏脉论》无此字。

⑦ 三：原作"七"，据仿宋本、吴本、周本改。

⑧ 候：原作"喉"，据仿宋本、吴本、周本改。

络，津液皮肤。夏热阳气盛，故其人引水浆润灌肌肤，以养皮毛，犹草木须雨泽以长枝叶。太阳洪大，皆是母躯，幸得戊己，用牢根株。太阳夏火，春木为其母。阳得春始生，名曰少阳。到夏洪盛，名曰太阳，故言是母躯也。戊己土也，土为火子，火王即土相，故用牢根株也。阳气上出，汗见于头。五月枯𦳝[①]，胞中空虚，医反下之，此为重虚也。月当为内，𦳝当为干枯燥也。皆字误耳。内字似月，由来远矣，遂以传焉。人头者，诸阳之会。夏时饮水浆，上出为汗，先从头流于身躯，以实其表。是以五内干枯燥，则胞中空虚，津液少也。胞者膀胱，津液之府也。愚医不晓，故反下之，令重虚也。脉浮，有表无里，阳无所使，阳盛脉浮，宜发其汗。而反下之，损于阴气。阳为表，阴为里。经言：阳为阴使，阴为阳守，相须而行。脉浮，故无里也。治之错逆，故令阴阳离别，不能复相朝使。不但危身，并中其母。言下之，不但伤心，并复中肝。

上，四时经。

黄帝问曰：夏脉如钩，何如而钩？岐伯曰：夏脉心也，南方火也，万物之所以盛长也，故其气来盛去衰，故曰钩。反此者病。黄帝曰：何如而反？岐伯曰：其气来盛去亦盛，此谓太过，病在外。其来不盛去反盛，此谓不及，病在中。黄帝曰：夏脉太过与不及，其病皆何如？岐伯曰：太过，则令人身热而肤痛，为浸淫；不及，则令人烦心，上见咳唾，下为气泄。帝曰：善。

心[②]脉来，累累如连珠，如循琅玕，曰平。夏以胃气为本。心[③]脉来，喘喘《甲乙》作累累连属，其中微曲，曰心病。心[④]脉来，前曲后居[⑤]，如操带钩，曰心死。

真心脉至，坚而搏，如循薏苡子，累累然，其色赤黑不泽，毛折乃死。

夏胃微钩，曰平；钩多胃少，曰心病；但钩无胃，曰死；胃而有石，曰冬病，石甚曰今病。

心藏脉，脉舍神，怵惕思虑则伤神，神伤则恐惧自失，破䐃脱肉，毛悴色夭，死于冬。

夏，心火王，其脉洪《千金》作浮大而洪大而散，名曰平脉。反得沉濡而滑者，是肾之乘心，水之克火，为贼邪，大逆，十死不治。一本云：日月年数至二忌壬癸。反得大而缓者，是脾之乘心，子之扶[⑥]母，为实邪，虽病自愈。反得弦细而长者，是肝

---

① 五月枯𦳝：《千金要方》卷十三《心脏脉论》作“五内干枯”。

② 心：此上《素问·平人气象论》有“平”字。

③ 心：此上《素问·平人气象论》有“病”字。

④ 心：此上《素问·平人气象论》有“死”字。

⑤ 前曲后居：曲，《甲乙经》卷四《经脉》作“钩”，义通。居，《诸病源候论》卷十五《心病候》作“倨”，义通。

⑥ 扶：《千金要方》卷十三《心脏脉论》作“乘”。

之乘心，母之归子，为虚邪，虽病易治。反得浮《千金》浮作微涩而短者，是肺之乘心，金之陵火，为微邪，虽病即差。

心脉来，累累如贯珠滑利，再至曰平，三至曰离经病，四至脱精，五至死，六至命尽。手少阴脉也。

心脉急甚，为瘛疭；微急，为心痛引背，食不下。缓甚，为狂笑；微缓，为伏梁，在心下，上下行，时唾血。大甚，为喉介；微大，为心痹①引背，善泪出。小甚，为善哕；微小，为消瘅。滑甚，为善渴；微滑，为心疝引脐，少腹鸣。涩甚，为瘖；微涩，为血溢维厥，耳鸣癫疾。

手少阴气绝，则脉不通。少阴者，心脉也。心者，脉之合也。脉不通，则血不流，血不流，则发色不泽，故其面黑如漆柴者，血先死。壬笃癸死，水胜火也。

心死脏，浮之脉实，如豆麻击手，按之益躁疾者，死。

上，《素问》《针经》、张仲景。

脾胃部第三

脾象土，与胃合为府。胃为水谷之府。其经足太阴，太阴，脾之脉也。与足阳明为表里。阳明，胃脉。其脉缓；缓，脾脉之大形也。其相，夏三月；火王土相。王，季夏六月；废，秋三月；囚，冬三月；死，春三月。

其王日，戊己；王时，食时、日昳。困日，壬癸；困时，人定、夜半。其死日，甲乙；死时，平旦、日出；并木时也。其神意，其主味，其养肉，其候口，其声歌，其色黄，其臭香，其液涎，其味甘，其宜辛，其恶酸。脾俞在背第十一椎，募在章门；季肋端是。胃俞在背第十二椎，募在太仓。

上，新撰。

脾者土也，敦而福，敦者，厚也，万物众色不同，脾主水谷，其气微弱，水谷不化。脾为土行，王于季夏。土性敦厚，育养万物，当此之时，草木备具，枝叶茂盛，种类众多，或青黄赤白黑色，各不同矣。故名曰得福者广。土生养万物，当此之时，脾则同禀诸脏，故其德为广大。万物悬根住茎，其叶在巅。蛸蜽蠕动，蚑蠨喘息，皆蒙土恩。悬根住茎，草木之类也。其次则蟓蚵几微之虫，因阴阳气变化而生者也；喘息，有血脉之类也。言普天之下，草木昆虫，无不被蒙土之恩福也。德则为缓，恩则为迟，故令太阴脉缓而迟。尺寸不同，太阴脾也，言脾王之时，脉缓而迟，尺寸不同者，尺迟而寸缓也。酸咸苦辛，大一作太沙一作涉，又作妙而生，互行其时，而以各行，皆不群行，尽可常服。肝酸，肾咸，心苦，肺辛涩，皆四脏之味也。脾主调和五味，以禀四脏，四脏受味于脾，脾王

---

① 心痹：廖本、廖本、朱本、张本作"喉痹"。

之时，其脉沙，一作涉，又作妙，达于肌肉之中，互行人身躯，乃复各行，随其四肢，使其气周匝，荣诸脏腑，以养皮毛，皆不群行至一处也。故言尽可常服也。**土寒则温，土热则凉。**冬，阳气在下，土中温暖；夏，阴气在下，土中清凉。脾气亦然。**土有一子，名之曰金，怀挟抱之，不离其身。金乃畏火，恐热来熏，遂弃其母，逃归水中。水自**①**金子，而藏火神，闭门塞户，内外不通，此谓冬时也。**阳气在中，阳为火行，金性畏火，故恐熏之，金归水中而避火也，母子相得益盛。闭塞不通者，言水气充实，金在其中，此为强固，火无复得往克之者，神密之类也。**土亡**②**其子，其气衰微，水为洋溢，浸渍为池**—一作其地。**走击皮肤，面目浮肿，归于四肢。**此为脾之衰损，土以防水，今土弱而水强，故水得陵之而妄行。**愚医见水，直往下之，虚脾空胃**③**，水遂居之，肺为喘浮。**脾胃已病，宜扶养其气，通利水道。愚医不晓，而往下之，此为重伤，水气遂更陵之，上侵胸中，肺得水而浮，故言喘浮。**肝反畏肺，故下沉没。**肺金肝木，此为相克。肺浮则实，必复克肝，故畏之，沉没于下。**下有荆棘，恐伤其身，避在一边，以为水流。**荆棘，木之类。肝为木，今没在下，则为荆棘，其身脾也。脾为土，土畏木，是以避在下一边，避木也。水流者，水之流路也。土本克水，而今微弱，又复触木，无复制水，故水得流行。**心衰则伏，肝微则沉，故令脉伏而沉。**心火肝木，火

则畏水，而木畏金，金水相得，其气则实，克于肝心，故令二脏衰微，脉为沉伏也。**工医来占**④**，固**⑤**转孔穴，利其溲便，遂通水道，甘液下流，亭其阴阳，喘息则微，汗出正流，肝着其根，心气因起，阳行四肢。肺气亭亭，喘息则安。**转孔穴者，诸脏之荣并转治其顺。甘液，脾之津液。亭其阴阳，得复其常所，故荣卫开通，水气消除，肝得还着其根株。肝心为母子，肝着则心气得起，肺气平调，故言亭亭，此为端好之类。**肾为安声，其味为咸，**肺主声，肾为其子，助于肺，故言安声。咸，肾味也。**倚坐母败，洿臭如腥。**金为水母，而归水中，此为母往从子，脾气反虚，五腑由此而相克，贼倚倒致败，则洿臭而腥，故云然也。**土得其子，则成为山；金得其母，名曰丘矣。**

上，四时经。

黄帝曰：四时之序，逆顺⑥之变异也。然脾脉独何主？岐伯曰：脾⑦者，土也，孤脏以灌四旁者也。曰：然则脾善恶可得见乎？曰：善者不

----

① 自：《千金要方》卷十五《脾脏脉论》作"为"。

② 亡：《千金要方》卷十五《脾脏脉论》作"失"。

③ 胃：仿宋本、周本作"肾"。亦通。

④ 工医来占：《千金要方》卷十五《脾脏脉论》作"上医远占"。

⑤ 固：仿宋本、吴本、周本作"因"。

⑥ 顺：《素问·玉机真脏论》作"从"。

⑦ 脾：此下《素问·玉机真脏论》有"脉"字。

可得见，恶者可见。曰：恶者何如①？曰：其来如水之流者，此谓太过，病在外。如鸟之喙，此谓不及，病在中。太过，则令人四肢沉重②不举；其不及，则令人九窍壅塞③不通，名曰重强。

脾④脉来，而和柔相离，如鸡足⑤践地，曰平⑥。长夏以胃气为本，脾⑦脉来，实而盈数，如鸡举足，曰脾病。脾⑧脉来，坚兑⑨如乌之喙，如鸟之距，如屋之漏，如水之溜⑩，曰脾死。

真脾脉至，弱而乍疏乍散，一作数。色青黄不泽，毛折乃死。

长夏胃微濡弱，曰平。弱多胃少，曰脾病。但代⑪无胃，曰死。濡弱有石，曰冬病，石⑫甚，曰今病。

脾藏荣，荣舍意，愁忧不解则伤意，意伤则闷乱，四肢不举，毛悴色夭，死于春。

六月季夏建未，坤未之间土之位，脾王之时，其脉大，阿阿而缓，名曰平脉。反得弦细而长者，是肝之乘脾，木之克土，为贼邪，大逆，十死不治。反得浮《千金》浮作微涩而短者，是肺之乘脾，子之扶母，为实邪，虽病自愈。反得洪大而散者。《千金》作浮大而洪。是心之乘脾，母之归子，为虚邪，虽病易⑬治。反得沉濡而滑者，肾之乘脾，水之陵土，为微邪，虽病即差。

脾脉苌苌⑭而弱，《千金》苌苌作长长，来疏去数，再至曰平，三至

曰离经病，四至脱精，五至死，六至命尽。足太阴脉也。

脾脉急甚，为瘈疭；微急，为膈中满⑮，食饮入而还出，后沃沫。缓甚，为痿厥；微缓，为风痿，四肢不用，心慧然若无病。大甚，为击仆；微大，为疝气，裹大⑯脓血在

———

① 如：此下《素问·玉机真脏论》有"可见"二字。

② 沉重：《素问·玉机真脏论》无此二字。

③ 壅塞：《素问·玉机真脏论》无此二字。

④ 脾：此上《素问·平人气象论》有"平"字。

⑤ 足：《素问·玉机真脏论》《太素》卷十五《五脏脉诊》无此字。

⑥ 平：此上《素问·玉机真脏论》有"脾"字。

⑦ 脾：此上《素问·玉机真脏论》有"病"字。

⑧ 脾：此上《素问·玉机真脏论》有"死"字。

⑨ 坚兑：《素问·玉机真脏论》作"锐坚"，义同。

⑩ 溜：《素问·玉机真脏论》《太素》卷十五《五脏脉诊》作"流"，义通。

⑪ 代：仿宋本、周本、吴本作"弱"。

⑫ 石：《素问·玉机真脏论》作"弱"。

⑬ 病易：此二字版蚀脱落，据仿宋本、吴本、周本补。

⑭ 苌苌：《千金要方》卷十五《脾脏脉论》、《诸病源候论》卷十五《脾病候》作"长长"。义通。

⑮ 膈中满："膈"原作"脾"，形近之误，据仿宋本、吴本、周本、《灵枢·邪气脏腑病形》改。又，《灵枢·邪气脏腑病形》无"满"字。

⑯ 裹大："裹"，《灵枢·邪气脏腑病形》作"腹里"；"大"，原作"太"，形近之误，据仿宋本、吴本、周本、《灵枢·邪气脏腑病形》改。

肠胃之外；小甚，为寒热；微小，为消瘅。滑甚，为㿗癃①；微滑，为虫毒蛔，肠鸣②，热。涩甚，为肠㿗；微涩，为内溃，多下脓血也。足太阴气绝，则脉不营其口唇③。口唇者，肌肉之本也，脉不营则肌肉濡④，肌肉濡则⑤人中满，人中满则唇反；唇反者，肉先死。甲笃乙死，木胜土也。

脾死脏，浮之脉大缓一作坚，按之中如覆杯絜絜状如摇者，死。一云：黍黍状如炙肉。

上，《素问》《针经》、张仲景。

肺大肠部第四

肺象金，与大肠合为府。大肠为传导之府也。其经手太阴，手太阴，肺脉也。与手阳明为表里。手阳明，大肠脉也。其脉浮；浮肺，脉之大形也。其相，季夏六月；季夏土王金相。其王，秋三月；废，冬三月；囚，春三月；死，夏三月。夏火王金死。其王日，庚辛；王时，晡时、日入。其困日，甲乙；困时，平旦、日出；其死日，丙丁；死时，禺中、日中。其神魄，其主声，其养皮毛，其候鼻，其声哭，其色白，其臭腥，其液涕，其味辛，其宜咸，其恶苦。肺俞在背第三椎，或云第五椎也。募在中府；直两乳上二⑥肋间。大肠俞在背第十六椎，募在天枢。挟脐傍各一寸半。

上，新撰。

肺者，西方金，万物之所终。金性刚，故王西方，割断万物，万物是以皆终于秋也。宿叶落柯，萋萋枝条，其机然独在。其脉为微浮毛⑦。卫气迟，萋萋者，零落之貌也，言草木宿叶，得秋，随风而落，但有枝条，机然独在，此时阳气则迟，脉为虚微如毛也。荣气数，数则在上，迟则在下，故名曰毛。诸阳脉数，诸阴脉迟。荣为阴，不应数，反言荣气数，阴得秋节而升，转在阳位，故一时数而在上也。此时阴始用事，阳即下藏，其气反迟，是以肺脉数散如毛也。阳当陷而不陷，阴当升而不升，为邪所中。阴阳交易，则不以时定，二气感激，故为风寒所中。阳中邪则卷，阴中邪则紧，卷则恶寒，紧则为栗，寒栗相薄，故名曰疟。弱则发热，浮乃来出，卷者，其人拘卷也；紧者，脉紧也。此谓初中风寒之时。脉紧，其人则寒，寒止而脉更微弱；弱则其人发热，热止则脉浮，浮者，疟解王脉出也。旦中旦发，暮中暮发。

---

① 㿗癃：《灵枢·邪气脏腑病形》作"癀癃"，通。

② 蛔，肠鸣：《灵枢·邪气脏腑病形》作"蛕蝎，腹"。

③ 口唇：《灵枢·经脉》作"肌肉"。

④ 濡：《灵枢·经脉》作"软"，下句同。

⑤ 则：此下《灵枢·经脉》有"舌萎"二字。

⑥ 二：原作"下"，与中府穴部位不合，据仿宋本、吴本、周本改。

⑦ 毛：《千金要方》卷十七《肺脏脉论》无此字。

言疟发皆随其初中风邪之时也。**脏有远近，脉有迟疾，周有度数，行有漏刻，**脏，谓人五脏，肝心脾肺肾也。心肺在膈上，呼则其气出，是为近。呼为阳，其脉疾。肾肝在膈下，吸则其气入，是为远也。吸为阴，其脉迟。度数，为经脉之长短。周身行者，荣卫之行也。行阴阳各二十五度为一周也，以应漏下百刻也。**迟在上，伤毛采；数在下，伤下焦；中焦有恶则见，有善则匿。**秋则阳气迟，阴气数，迟当在下，数当在上，随节变，故言伤毛采也。人之皮毛，肺气所行。下焦在脐下，阴之所治也，其脉应迟，今反数，故言伤下焦。中焦脾也，其平善之时，脉常自不见，衰乃见耳，故云有恶则见也。**阳气下陷，阴气则温，**言阳气下陷，温养诸脏。**阳反在下，阴反在巅，故名曰长而且留。**阴阳交代，各顺时节，人血脉和平，言可长留竟一时。

上，四时经。

黄帝问曰：秋脉如浮，何如而浮？岐伯对曰：秋脉肺也，西方金也，万物之所以收成也，故其气来轻虚而浮，其气①来急去散，故曰浮。反此者病。黄帝曰：何如而反？岐伯曰：其气来，毛而中央坚，两旁虚，此谓太过，病在外；其气来，毛而微，此谓不及，病在中。黄帝曰：秋脉太过与不及，其病何如？岐伯曰：太过，则令人气逆而背痛，温温《内经》温温作愠愠然；不及，则令人喘，呼吸少气而咳，上气，见血，下闻病音。

肺②脉来，厌厌聂聂，如落榆荚，曰肺平。秋以胃气为本。《难经》云：厌厌聂聂，如循榆叶，曰春平。脉蔼蔼如车盖，按之益大，曰秋平脉。肺③脉来，不上不下④，如循鸡羽，曰肺病《巢源》无不字。肺⑤脉来，如物之浮，如风吹毛，曰肺死。

真肺脉至，大而虚，如以毛羽中人肤，色赤白不泽，毛折乃死。秋胃微毛，曰平；毛多胃少，曰肺病；但毛无胃，曰死；毛而有弦，曰春病；弦甚，曰今病。

肺藏气，气舍魄，喜乐无极则伤魄，魄伤则狂，狂者意不存人，皮革焦，毛悴色夭，死于夏。

秋金肺王，其脉浮《千金》浮作微涩而短，曰平。脉反得洪大而散者，《千金》作浮大而洪。是心之乘肺，火之克金，为贼邪，大逆，十死不治。一本云：日月年数至四，恶丙丁。反得沉濡而滑者，是肾之乘肺，子之扶母，为实邪，虽病自愈。反

① 其气：《素问·玉机真脏论》无此二字。
② 肺：此上《素问·平人气象论》《太素》卷十五《五脏脉诊》、《诸病源候论》卷十五《肺病候》有"平"字。
③ 肺：此上《素问·平人气象论》《太素》卷十五《五脏脉诊》、《诸病源候论》卷十五《肺病候》有"病"字。
④ 不上不下：《诸病源候论》卷十五《肺病候》作"上下"；《太素》卷十五《五脏脉诊》作"不下不上"。
⑤ 肺：此上《素问·平人气象论》《太素》卷十五《五脏脉诊》、《诸病源候论》卷十五《肺病候》有"死"字。

得大而缓者，是脾之乘肺，母之归子，为虚邪，虽病易治。反得弦细而长者，是肝之乘肺，木之陵金，为微①邪，虽病即差。

肺脉来，汎汎②轻，如微风吹鸟背上毛，再至曰平，三至曰离经病，四至脱精，五至死，六至命尽。手太阴脉也。

肺脉急甚，为癫疾；微急，为肺寒热，怠堕，咳唾血，引腰背胸，苦鼻息肉不通。缓甚，为多汗；微缓，为痿，偏风，一作漏风。头以下汗出不可止。大甚，为胫肿；微大③，为肺痹，引胸背，起腰内。小甚，为飧泄；微小，为消瘅。滑甚，为息贲，上气；微滑，为上下出血。涩甚，为呕血；微涩，为鼠瘘，在颈支腋之间。下不胜其上，其能喜酸。

手太阴气绝，则皮毛焦。太阴者，行气温皮毛者也。气弗营则皮毛焦，皮毛焦则津液去，津液去则皮节伤，皮节伤者④，则爪爪字一作皮枯毛折，毛折者，则气气字一作毛先死。丙笃丁死，火胜金也。

肺死脏，浮之虚，按之弱如葱叶，下无根者，死。

上，《素问》《针经》、张仲景。

肾膀胱部第五

肾象水，与膀胱合为府。膀胱为津液之府。其经足少阴，足少阴，肾脉也。与足太阳为表里。足太阳，膀胱脉也。其脉沉，沉，肾脉之大形也。其相，秋三月；秋金王水相。其王，冬三月；废，春三月；囚，夏三月；其死，季夏六月。其王日，壬癸；王时，人定、夜半。其困日，丙丁；困时，禺中、日中。其死日，戊己；死时，食时、日昳。其神志，肾之所藏者，志也。其主液，其养骨，其候耳，其声呻，其色黑，其臭腐，其液唾，其味咸，其宜酸，其恶甘。肾俞在背第十四椎，募在京门。膀胱俞在第十九椎，募在中极。横骨上一寸，在脐下五寸前陷者中。

上，新撰。

肾者，北方水，万物之所藏。冬，则北方用事，王在三时之后。肾在四藏之下，故王北方也。万物春生、夏长、秋收、冬藏。百虫伏蛰，冬伏蛰不食之虫，言有百种也。阳气下陷，阴气上升，阳气中出。阴气烈为霜，遂不上升，化为雪霜。猛兽伏蛰，螟虫匿藏。阳气下陷者，谓降于土中也。其气犹越而升出。阴气在上寒盛，阳气虽升出，而不能自致，因而化作霜

————

① 微：原作"虚"，与前文体例不合，据仿宋本、周本改。

② 汎汎：《诸病源候论》卷十五《肺病候》作"泛泛"，义同。

③ 大：原作"汗"，据仿宋本、吴本、周本改。

④ 皮毛焦……皮节伤，皮节伤者：《灵枢·经脉》作"皮毛焦则津液去皮节，津液去皮节者"。

雪。或谓阳气中出，是十月则霜降。猛兽伏蛰者，盖谓龙蛇冬时而潜处；蝶虫无毛甲者，得寒皆伏蛰，逐阳气所在，如此避冰霜，自温养也。**其脉为沉，沉为阴，在里，不可发汗。发则蝶虫出，见其霜雪。**阳气在下，故冬脉沉，温养于脏腑，此为里实而表虚。复从外发其汗，此为逆治，非其法也。犹百虫伏蛰之时，而反出土见于冰霜，必死不疑。逆治者死，此之谓也。**阴气在表，阳气在脏，慎不可下，下之者伤脾，脾土弱，即水气妄行。**阳气在下，温养诸脏，故不可下也，下之既损于阳气，而脾胃复伤，土以防水，而今反伤之，故令水得盈溢而妄行也。**下之者，如鱼出水、蛾入汤。**言治病逆则杀人，如鱼出水、蛾入汤火之中，即死。**重客在里，慎不可熏，熏之逆客，其息则喘。**重客者，犹阳气也。重者，尊重之貌也。阳位尊处于上，今一时在下，非其常所，故言客也。熏谓烧针，及以汤火之辈，熏发其汗，如此则客热从外入，与阳气相薄，是为逆也。气上熏胸中，故令喘息。**无持客热，令口烂疮。**无持者，无以汤火发熏其汗也。熏之则火气入里，为客热，故令其口生疮。**阴脉且解，血散不通，正阳遂厥，阴不往从。**血行脉中，气行脉外，五十周而复会，如环之无端也。血为阴，气为阳，相须而行。发其汗，使阴阳离别，脉为解散，血不得通。厥者，逆也，谓阳气逆而不复相朝使。治病失所，故阴阳错逆，可不慎也。**客热狂入，内为结胸。**阴阳错乱，外热狂入，留结胸中也。**脾**

气遂弱，清溲痢通。脾主水谷，其气微弱，水谷不化，下痢不息。清者，厕也，溲从水道出，而反清溲者，是谓下痢至厕也。

上，四时经。

黄帝问曰：冬脉如营，何如而营？岐伯对曰：冬脉肾也，北方水也，万物之所以合藏，故其气[1]来沉以搏，《甲乙》作濡。故曰营。反此者病。黄帝曰：何如而反？岐伯曰：其气来如弹石者，此为太过，病在外。其去如数者，此谓不及，病在中。黄帝曰：冬脉太过与不及，其病皆如何？岐伯曰：太过，则令人解䆣，脊脉痛而少气，不欲言。不及，则令人心悬如病饥，䏚[2]中清，脊中痛，小腹满，小便黄[3]赤。

肾[4]脉来，喘喘累累如钩，按之而坚，曰肾平。冬以胃气为本，肾[5]脉来，如引葛，按之益坚，曰肾病。肾[6]脉来，发如夺索，辟辟如弹石，

---

① 气：仿宋本、吴本、周本作"脉"。

② 䏚：原作"胻"，据仿宋本、吴本、周本、杨本、《素问·平人气象论》改。

③ 黄：此上《素问·平人气象论》有"变"字。

④ 肾：此上《素问·平人气象论》《太素》卷十五《五脏脉诊》、《诸病源候论》卷十五《肾病候》有"平"字。

⑤ 肾：此上《素问·平人气象论》《太素》卷十五《五脏脉诊》、《诸病源候论》卷十五《肾病候》有"病"字。

⑥ 肾：此上《素问·平人气象论》《太素》卷十五《五脏脉诊》、《诸病源候论》卷十五《肾病候》有"死"字。

曰肾死。

真肾脉至，搏而绝，如以石投诸水①，《千金》作如以指弹石然。其色黑黄②不泽，毛折乃死。

冬胃微石，曰平。石多胃少，曰肾病。但石无胃，曰死。石而有钩，曰夏病。钩甚，曰今病。凡人以水谷为本，故人绝水谷则死，脉无胃气亦死。所谓无胃气者，但得真脏脉，不得胃气也。所谓脉不得胃气者，肝但弦，心但钩，胃但弱，肺但毛，肾但石也。

肾藏精，精舍志③，盛怒而不止，则伤志，志伤则善忘其前言，腰脊痛④，不可以俛仰屈伸，毛悴色夭，死于季夏。

冬，肾水王，其脉沉濡而滑，曰平。脉反得大而缓者，是脾之乘肾，土之克水，为贼邪，大逆，十死不治。一本云：日月年数至一，忌戊己。反得弦细而长者，是肝之乘肾，子之扶母，为实邪，虽病自愈。反得浮《千金》作微涩而短者，是肺之乘肾，母之归子，为虚邪，虽病易治。反得洪大而散者，《千金》作浮大而洪。是心之乘肾，火之陵水，为微邪，虽病即差。

肾脉沉细而紧，再至曰平，三至曰离经病，四至脱精，五至死，六至命尽。足少阴脉也。

肾脉，急甚，为骨痿⑤癫疾；微急，为奔豚，沉厥，足不收，不得前后。缓甚，为折脊；微缓，为洞下⑥，洞下者，食不化，入咽还出。

大甚，为阴痿；微大，为石水，起脐下，以至小腹肿，垂垂然，上至胃管，死不治。小甚，为洞泄；微小，为消瘅。滑甚，为癃癫；微滑，为骨痿，坐不能起，目⑦无所见，视见黑花。涩甚，为大痈；微涩，为不月水⑧，沉痔。

足少阴气绝，则骨枯。少阴者，冬脉也。伏行而濡骨髓者也，故骨不濡，则肉不能着骨也。骨肉不相亲，则肉濡而却，肉濡而却，故齿长而垢《难经》垢字作枯，发无泽，发无泽者，骨先死。戊笃己死，土胜水也。

肾死脏，浮之坚，按之乱如转丸，益下入尺中者，死。

上，《素问》《针经》、张仲景。

---

① 以石投诸水：仿宋本、吴本、周本、杨本、钱本作"如以指弹石，辟辟然"；朱本、张本作"如以指弹石然"。

② 黑黄：原作"黑赤"，与医理不合，据《素问·玉机真脏论》改。又，杨本、廖本、钱本作"黄黑"。

③ 藏精，精舍志：《灵枢·本神》无此五字。

④ 痛：《灵枢·本神》无此字。

⑤ 痿：《灵枢·邪气脏腑病形》无此字。

⑥ 洞下：《灵枢·邪气脏腑病形》无"下"字。下一个"下"字同。

⑦ 目：此上《灵枢·邪气脏腑病形》有"起则"。

⑧ 水：《灵枢·邪气脏腑病形》无此字。

脉经卷第四

朝散大夫守光禄卿直秘阁判登闻检院上护军 臣 林亿 等类次

辨三部九候脉证第一

经言：所谓三部者，寸、关、尺也。九候者，每部中有天、地、人也。上部主候候从胸以上至头，中部主候从膈以下至气街，下部主候从气街以下至足。浮、沉、牢、结、迟、疾、滑、涩，各自异名，分理察之，勿怠观变，所以别三部九候，知病之所起，审而明之，针灸亦然也。故先候脉寸中①，寸中，一作十中于九。浮在皮肤，沉细在里。昭昭天道，可得长久。

上部之候，牢、结、沉、滑，有积气在膀胱。微细而弱，卧引里急，头痛，咳嗽逆气上下，心膈上有热者，口干渴燥。病从寸口邪入上者，名曰解脉来至，状如琴弦，苦少腹痛，女子经月不利，孔窍生疮；男子病痔，左右胁下有疮。上部不通者，苦少腹痛，肠鸣。寸口中虚弱者，伤气，气不足，大如桃李实，苦痹也。寸口直上者，逆虚

也。如浮虚者，泄利也。

中部脉结者，腹中积聚，若在膀胱，两胁下有热。脉浮而大，风从胃管入，水②胀干呕，心下澹澹，如有桃李核。胃中有寒，时苦烦痛，不食，食即心痛，胃胀支满，膈上积。胁下有热，时寒热，淋露。脉横出上者，胁气在膀胱。病即着右横关入寸口中者，膈中不通，喉中咽难，刺关元，入少阴。

下部脉者，其脉来至浮大者，脾也，与风集合，时上头痛，引腰背。小滑者，厥也，足下热，烦满，逆上抢心，上至喉中，状如恶肉，脾伤也；病少腹下，在膝诸骨节间，寒清，不可屈伸。脉急如弦者，筋急，足挛结者，四肢重。从尺邪入阳明者，寒热也，大风③邪入少阴，

———

① 候脉寸中：仿宋本、吴本、周本作"候寸脉中"。

② 水：朱本、张本作"腹"。

③ 大风："大"字费解，疑衍文。因古称"大风"者，均指须眉脱落之麻风病。考《诸病源候论》卷三十八《漏下五色俱下候》有与此相似之病证："尺脉急而弦大者，风邪入少阴，女子漏白下赤"，故疑"大"字衍。

女子漏白下赤，男子溺血，阴萎不起，引少腹痛。

人有三百六十脉，法三百六十日，三部者寸、关、尺也。尺脉为阴，阴脉常沉而迟；寸、关为阳，阳脉俱浮而速。气出为动，入为息，故阳脉六息七息十三投，阴脉八息七息十五投，此其常也。

二十八脉相逐上下，一脉不来，知疾所苦。尺胜治下，寸胜治上，尺寸俱平治中央。脐以上，阳也，法于天；脐以下，阴也，法于地；脐为中关。头为天，足为地。有表无里，邪之所止，得鬼病。何谓表里①？寸、尺为表，关为里，两头有脉，关中绝不至也。尺脉上不至关，为阴绝，寸脉下不至关为阳绝，阴绝而阳微，死不治。三部脉或至或不至，冷气在胃中，故令脉不通也。

上部有脉，下部无脉，其人当吐，不吐者死。上部无脉，下部有脉，虽困无所苦②。所以然者，譬如人之有尺，树之有根，虽枝叶枯槁，根本将自生。木有根本，即自有气③，故知不死也。寸口脉平而死者，何也？然。诸十二经脉者，皆系于生气之原。所谓生气之原者，非④谓十二经之根本也，谓肾间动气也。此五脏六腑之本，十二经之根，呼吸之门，三焦之原，一名守邪之神也。故气者，人根本也，根绝则茎⑤枯矣。寸口脉平而死者，生气独绝于内也。肾间动气，谓左为肾，右为

命门。命门者，精神之所舍，原气之所系也。一名守邪之神，以命门之神固守，邪气不得妄入，入即死矣。此肾气先绝于内，其人便死，其脉不复，反得动病也。

岐伯曰：形盛脉细，少气不足以息者，死；形瘦脉大，胸中多气者，死。形气相得者，生；参伍不调者，病；三部九候皆相失者，死。上下左右之脉相应如参舂者，病甚；上下左右相失不可数者，死。中部之候虽独调，与众脏相失者，死；中部之候相减者，死。目内陷者，死。

黄帝曰：冬阴夏阳奈何？岐伯曰：九候之脉，皆沉细悬绝者，为阴主冬，故以夜半死。盛躁喘数者，为阳主夏，故以日中死。是故寒热者，平旦死。热中及热病者，日中死。病风者，以日夕死。病水者，以夜半死。其脉乍数乍疏，乍迟乍疾者，以日乘四季死。形肉已脱，九候虽调，犹死；七诊虽见，九候皆顺者，不死。所言不死者，风气之病及经月之病，似七诊之病而非也，故言不死。若有七诊之病，其脉候亦败者，死矣。必发哕噫，必

① 表里：仿宋本、吴本、周本作"有表无里"。
② 所苦：《难经·十四难》作"能为害"。
③ 木有根本，即自有气：《难经·十四难》作"脉有根本，人有元气"。
④ 非：《难经·八难》无此字，义长。
⑤ 茎：此下《难经·八难》有"叶"字。

审问其所始病，与今之所方病，而后各切循其脉，视其经络浮沉，以上下逆顺循之，其脉疾者，不病；其脉迟者，病；脉不往来者，死。皮肤着者，死。

两手脉，结上部者濡，结中部者缓，结三里者豆起，弱反在关，濡反在颠，微在其上，涩反在下。微即阳气不足，沾热汗出，涩即无血，厥而且寒。

黄帝问曰：余欲无①视色持脉，独调其尺，以言其病，从外知内，为之奈何？岐伯对曰：审其尺之缓急、小大、滑涩，肉之坚脆，而病形变②定矣。调之何如？对曰：脉急者，尺之皮肤亦急；脉缓者，尺之皮肤亦缓；脉小者，尺之皮肤减而少；脉大者，尺之皮肤亦大；脉滑者，尺之皮肤亦滑；脉涩者，尺之皮肤亦涩。凡此六变，有微有甚。故善调尺者，不待于寸；善调脉者，不待于色，能参合行之，可为上工。

尺肤滑以淖泽者，风也。尺内弱，解㑊安卧脱肉者，寒热③也。尺肤涩者，风痹也。尺肤粗如枯鱼之鳞者，水淡饮也。尺肤热甚，脉盛躁者，病温也。其脉盛而滑者，汗且出。尺肤寒者，脉小一作急者，泄，少气。尺肤烜④然，烜然，《甲乙》作热炙人手。先热后寒者，寒热也。尺肤先寒，久持⑤之而热者，亦寒热也。尺烜然热，人迎大者，尝⑥夺血。尺紧，人迎⑦脉小，甚则少

气，色白⑧有加者，立死。肘所独热者，腰以上热。肘前独热者，膺前热。肘后独热者，肩背热。肘后粗以下三四寸⑨，肠中有虫。手所独热者，腰以上热。臂中独热者，腰腹热。掌中热者，腹中热。掌中寒者，腹中寒。鱼上白肉有青血脉者，胃中有寒。

诸浮诸沉，诸滑诸涩，诸弦诸紧，若在寸口，膈以上病；若在关上，胃以下病；若在尺中，肾以下病。

寸口脉滑而迟，不沉不浮，不长不短，为无病。左右同法。

寸口太过与不及，寸口之脉，中手⑩短者，曰头痛；中手长者，曰足胫痛；中手促上击者，曰肩背痛。

寸口脉浮而盛者，病在外。

寸口脉沉而坚者，病在中。

寸口脉沉而弱者，曰寒热⑪一作

---

① 欲无：原作"每欲"，据仿宋本、周本、《灵枢·论疾诊尺》改。

② 变：《灵枢·论疾诊尺》无此字，义胜。

③ 热：此下《灵枢·论疾诊尺》有"不治"二字。

④ 烜：《灵枢·论疾诊尺》作"炬"。

⑤ 持：《灵枢·论疾诊尺》作"大"。

⑥ 尝：《灵枢·论疾诊尺》作"当"。

⑦ 紧，人迎：《灵枢·论疾诊尺》作"坚大"。

⑧ 色白：《灵枢·论疾诊尺》作"㤐"。

⑨ 寸：此下《灵枢·论疾诊尺》有"热"字。

⑩ 中手：朱本、张本作"手中"。

⑪ 热：朱本、张本无此字。

气，又作中及疝瘕，少腹痛。

寸口脉沉而弱，发必堕落。

寸口脉沉而紧，苦心下有寒，时痛，有积聚。

寸口脉沉，胸中短气。

寸口脉沉而喘者，寒热。

寸口脉但实者，心劳。

寸口脉紧或浮，膈上有寒，肺下有水气。

脉紧而长过寸口者，注病。

脉紧上寸口者，中风。风头痛亦如①之。《千金翼》云：亦为伤寒头痛。

脉弦上寸口者，宿食；降者，头痛。

脉来过寸入鱼际者，遗尿②。

脉出鱼际，逆气喘息。

寸口脉潎潎③如羹上肥，阳气微。连连④如蜘蛛丝，阴气衰。

寸口脉偏绝，则臂偏不遂。其人两手俱绝者，不可治。两手前部阳绝者，苦心下寒毒，喙中热。

关上脉浮而大，风在胃中，张口肩息，心下澹澹，食欲呕。

关上脉微浮，积热在胃中，呕吐蛔虫，心健忘。

关上脉滑而大小不匀，《千金》云：必吐逆。是为病方欲进，不出一二日复欲发动，其人欲多饮，饮即注利。如利止者，生；不止者，死。

关上脉紧而滑者，蛔动。

关上脉涩而坚大而实，按之不减有力，为中焦实。有伏结在脾，

肺气塞，实热在胃中。

关上脉襜襜大而尺寸细者，其人必心腹冷积，癥瘕结聚，欲热饮食。

关上脉时来时去，乍大乍小，乍疏乍数者，胃中寒热，羸劣不欲饮食，如疟状。

尺脉浮者，客阳在下焦。

尺脉细微，溏泄，下冷利。

尺脉弱，寸强，胃络脉伤。

尺脉虚小者，足胫寒，痿痹脚疼。

尺脉涩，下血，下⑤利，多汗。《素问》又云：尺涩脉滑，谓之多汗。

尺脉滑而疾，为血虚。

尺脉沉而滑者，寸白虫。

尺脉细而急者，筋挛痹，不能行。

尺脉粗，常热者，谓之热中，腰胯疼，小便赤热。

尺脉偏滑疾，面赤如醉，外热则病。

平杂病脉第二

滑为实，为下。又为阳气衰。数

---

① 如：钱本作"知"。

② 尿：廖本、朱本、张本作"屎"。

③ 潎潎：《诸病源候论》卷四《虚劳阴萎候》作"瞥瞥"。

④ 连连：《伤寒论·辨脉法》作"萦萦"。

⑤ 下：原作"不"，形近之误，据仿宋本、吴本、周本改。

为虚，为热。浮为风，为虚。动为痛，为惊。

沉为水，为实。又为鬼疰①。弱为虚，为悸。

迟则为寒，涩则少血，缓则为虚，洪则为气，一作热。紧则为寒，弦数为疟。

疟脉自弦，弦数多热，弦迟多寒，微则为虚，代散则死。

弦为痛痹，一作浮为风疰。偏弦为饮，双弦则胁下拘急而痛，其人涩涩②恶寒。

涩③脉大，寒热在中。

伏者，霍乱。

安卧脉盛，谓之脱血。

凡亡汗，肺中寒，饮冷水，咳嗽，下利，胃中虚冷，此等，其脉并紧。

浮而大者，风。

浮大者，中风，头重鼻塞。

浮而缓，皮肤不仁，风寒入肌肉。

滑而浮散者，摊缓风。

滑者，鬼疰。

涩而紧，痹病。

浮洪大长者，风眩、癫疾。

大坚疾者，癫病。

弦而钩，胁下如刀刺，状如蜚尸，至困不死。

紧而急者，遁尸。

洪大者，伤寒热病。

浮洪大者，伤寒，秋吉，春成病。

浮而滑者，宿食。

浮滑而疾者，食不消，脾不磨④。

短疾而滑，酒病。

浮而细滑，伤饮。

迟而滑⑤，中寒，有癥结。

快而紧，积聚，有击痛。

弦急，疝瘕，小腹痛，又为癖病。一作痹病。

迟而滑者，胀。

盛而紧者，胀。

弦小者，寒癖。

沉而弦者，悬饮内痛。

弦数，有寒饮，冬夏难治。

紧而滑者，吐逆。

小弱而涩，胃反。

迟而缓者，有寒。

微而紧者，有寒。

沉而迟，腹藏有冷病。

微弱者，有寒，少气。

实紧，胃中有寒，苦不能食，时时利者，难治。一作：时时呕，稽留难治。

滑数，心中结热盛。

---

① 鬼疰：《诸病源候论》卷四《虚劳阴萎候》作"鬼注"。

② 涩涩：钱本作"啬啬"，义同。

③ 涩：仿宋本、吴本、周本、张本、朱本、钱本无此字。

④ 浮滑……脾不磨：《诸病源候论》卷二十一《脾胃气虚弱不能饮食候》作"尺脉浮滑，不能饮食。速疾者，食不消，脾不磨也"；《千金要方》卷二十八《五脏脉所属》作"浮而滑者，宿食，浮滑而疾者，食不消，脾不磨"。

⑤ 滑：仿宋本、周本作"涩"，义长可从。

滑疾，胃中有热。

缓而滑，曰热中。

沉—作浮而急，病伤寒，暴发虚热。

浮而绝者，气①。

辟大而滑，中有短气。

浮短者，其人肺伤，诸气微少。不过一年死，法当嗽也。

沉②而数，中水。冬不治，自愈。

短而数，心痛，心烦。

弦而紧，胁痛脏伤，有瘀血。一作有寒血。

沉而滑，为下重，亦为背膂痛。

脉来细而滑，按之能虚，因急持直者僵仆，从高堕下，病在内。

微浮，秋吉，冬成病。

微数，虽甚不成病，不可劳。

浮滑疾紧者，以合百病，久易愈。

阳邪来，见浮洪。

阴邪来，见沉细。

水谷来，见坚实。

脉来乍大乍小，乍长乍短者，为祟③。

脉来洪大嫋嫋④者，社祟。

脉来沉沉泽泽，四肢不仁而重，土祟。

脉与肌肉相得，久持之至者，可下之。

弦小紧者，可下之。

紧而数，寒热俱发，必下乃愈。

弦迟者，宜温药。

紧数者，可发其汗。

诊五脏六腑气绝证候第三

病人肝绝，八日死，何以知之？面青，但欲伏眠，目视而不见人，汗—作泣出如水不止。一曰：二日死。

病人胆绝，七日死，何以知之？眉为之倾。

病人筋绝，九日死，何以知之？手足爪甲青，呼骂不休。一曰：八日死。

病人心绝，一日死，何以知之？肩息回视，立死。一曰：目亭亭，二日死。

病人肠—曰：小肠绝，六日死，何以知之？发直如干麻，不得屈伸，白汗⑤不止。

病人脾绝，十二日死，何以知之？口冷足肿，腹热胪胀，泄利不觉，出无时度。一曰：五日死。

病人胃绝，五日死，何以知之？脊痛腰中重，不可反复。一曰：腓肠平，九日死。

病人肉绝，六日死，何以知之？耳干，舌皆肿，溺血，大便赤泄。

---

① 气：此下仿宋本、吴本、周本有"急"字。

② 沉：周本作"浮"。

③ 祟：《诸病源候论》卷二《鬼邪候》作"祸脉"，义近。

④ 嫋嫋：《诸病源候论》卷二《鬼邪候》作"弱者"。

⑤ 白汗：冷汗。周本作"自汗"。

一曰：足肿，九日死。

病人肺绝，三日死，何以知之？口张，但气出而不还。一曰：鼻口虚张，短气。

病人大肠绝，不治，何以知之？泄利无度，利绝则死。

病人肾绝，四日死，何以知之？齿为暴枯，面为正黑，目中黄色，腰中欲折，白汗①出如流水。一曰：人中平，七日死。

病人骨绝，齿黄落，十日死。

诸浮脉无根者，皆死。已上五脏六腑②为根也。

诊四时相反脉证第四

春三月木王，肝脉治，当先至。心脉次之，肺脉次之，肾脉次之。此为四时王相顺脉也。到六月土王，脾脉当先至，而反不至，反得肾脉，此为肾反脾也，七十日死。何谓肾反脾？夏火王，心脉当先至，肺脉次之，而反得肾脉，是谓肾反脾。期五月、六月，忌丙丁。

脾反肝，三十日死。何谓脾反肝？春肝脉当先至，而反不至，脾脉先至，是谓脾反肝。期正月、二月，忌甲乙。

肾反肝，三岁死。何谓肾反肝？春肝脉当先至，而反不至，肾脉先至，是谓肾反肝也。期七月、八月，忌庚辛。

肾反心，二岁死。何谓肾反心？

夏心脉当先至，而反不至，肾脉先至，是谓肾反心也。期六月，忌戊己。臣亿等按，《千金》云：此中不论肺金之气，疏略未谕指南，又推五行亦颇颠倒，待求别录也。

诊损至脉第五

脉有损至，何谓也？然。至之脉，一呼再至曰平，三至曰离经，四至曰夺精，五至曰死，六至曰命绝。此至之脉也。

何谓损？一呼一至曰离经，二呼一至曰夺精，三呼一至曰死，四呼一至曰命绝。此损之脉也。

至脉从下上，损脉从上下也。损脉之为病奈何？然。一损，损于皮毛，皮聚而毛落。二损，损于血脉，血脉虚少，不能荣于五脏六腑也。三损，损于肌肉，肌肉消瘦，食饮不为肌肤。四损，损于筋，筋缓不能自收持。五损，损于骨，骨痿不能起于床。反此者，至之为病③也。从上下者，骨痿不能起于床者，死；从下上者，皮聚而毛落者，死。

治损之法奈何？然。损其肺者，益其气；损其心者，益④其荣卫；损

---

① 白汗：周本作"自汗"。

② 五脏六腑：以上论五脏六腑气绝，其中缺膀胱；各脏之外荣中有筋、肉、骨，而无脉、皮，疑脱。

③ 至之为病：原作"至于收病"，义理不符，据仿宋本、吴本、周本改。

④ 益：仿宋本、吴本、周本作"调"。

其脾者，调其饮食，适其寒温；损其肝者，缓其中；损其肾者，益其精气。此治损之法也。

脉有一呼再至，一吸再至；一呼三至，一吸三至；一呼四至，一吸四至；一呼五至，一吸五至；一呼六至，一吸六至。一呼一至，一吸一至；再呼一至，再吸一至，呼吸再至。脉来如此，何以别知其病也？然。脉来一呼再至，一吸再至，不大不小，曰平。一呼三至，一吸三至，为适得病。前大后小，即头痛目眩；前小后大，即胸满短气。一呼四至，一吸四至，病适欲甚。脉洪大者，苦烦满；沉细者，腹中痛。滑者，伤热；涩者，中雾露。一呼五至，一吸五至，其人当困。沉细即夜加，浮大即昼加。不大①小，虽困可治。其有大小者，为难治。一呼六至，一吸六至，为十②死脉也。沉细，夜死；浮大，昼死。一呼一至，一吸一至，名曰损。人虽能行，犹当一作独未着床，所以然者，血气皆不足故也。再呼一至，再吸一至③，名曰无魂。无魂者，当死也，人虽能行，名曰行尸。

扁鹊曰：脉一出一入，曰平。再出一入，少阴；三出一入，太阴；四出一入，厥阴。再入一出，少阳；三入一出，阳明；四入一出，太阳。脉出者为阳，入者为阴。故人一呼而脉再动，气行三寸；一吸而脉再动，气行三寸。呼吸定息，脉五动。

一呼一吸为一息，气行六寸。人十息脉五十动，气行六尺；二十息，脉百动，为一备之气，以应四时。

天有三百六十五日，人有三百六十五节。昼夜漏下水百刻，一备之气，脉行丈二尺。一日一夜，行于十二辰，气行尽，则周遍于身，与天道相合，故曰平。平者，无病也，一阴一阳是也。

脉再动为一至，再至而紧，即夺气。一刻百三十五息，十刻千三百五十息，百刻万三千五百息。二刻为一度，一度气行一周身，昼夜五十度。

脉三至者，离经。一呼而脉三动，气行四寸半；人一息脉七动，气行九寸；十息，脉七十动，气行九尺；一备之气，脉百四十动，气行一丈八尺，一周于身。气过百八十度，故曰离经。离经者病，一阴二阳是也。

三至而紧，则夺血；脉四至，则夺精。一呼而脉四动，气行六寸；人一息脉九动，气行尺二寸；人十息脉九十动，气行一丈二尺；一备之气，脉百八十动，气行二丈四尺，一周于身。气过三百六十度，再遍于身。不及五节，一时之气而重至。

---

① 大：此下《难经·十四难》有"不"字，义长。

② 十：《难经·十四难》。

③ 至：此下《难经·十四难》有"呼吸再至"四字。

诸脉浮涩者，五脏无精，难治。一阴三阳是也。

四至而紧，则夺形；脉五至者，死。一呼而脉五动，气行六寸半①当行七寸半。人一息脉十一动，气行尺三寸②；当行尺五寸。人十息，脉百一十动，气行丈三尺③；当行丈五尺。一备之气，脉二百二十动，气行二丈六尺④，当行三丈，一周于身三百六十五节。气行过五百四十度，再周于身。过百七十度，一节之气而至此。气浮涩，经行血气竭尽，不守于中，五脏痿消，精神散亡。

脉五至而紧，则死，三阴一作二三阳是也。虽五，犹末，如之何也。

脉一损一乘者，人一呼而脉一动，人一息而脉再动，气行三寸；十息脉二十动，气行三尺；一备之气，脉四十动，气行六尺，不及周身百八十节，气短不能周遍于身，苦少气，身体懈惰矣。

脉再损者，人一息而脉一动，气行一寸五分；人十息脉十动，气行尺五寸；一备之气，脉二十动，气行三尺，不及周身二百节，凝气血，气尽，经中不能及，故曰离经。血去不在其处，大小便皆血也。

脉三损者，人一息复一呼而脉一动，十息脉七动，气行尺五寸⑤；当行尺五分。一备之气，脉十四动，气行三尺一寸，⑥当行二尺一寸。不及周身二百九十七节，故曰争，气行血流⑦，不能相与，俱微。气闭实

则胸满脏枯，而争于中，其气不朝，血凝于中，死矣。

脉四损者，再息而脉一动；人十息脉五动，气行七寸半；一备之气，脉十动，气行尺五寸，不及周身；三百一十五节，故曰亡血。亡血者，忘失其度，身羸疲，皮裹骨。故血气俱尽，五脏失神，其死明⑧矣。

脉五损者，人再息复一呼而脉一动；人十息脉四动，气行六寸；一备之气，脉八动，气行尺二寸，不及周身三百二十四节，故曰绝。绝者，气急，不下床，口气寒，脉俱绝，死矣。

岐伯曰：脉失四时者，为至启。至启者，为损至之脉也。损之为言，少阴主骨，为重，此志损也；饮食衰减，肌肉消者，是意损也；身安卧，卧不便利，耳目不明，是魂损也；呼

---

① 六寸半：据文义当作"七寸半"。小字注文已有校语，当从之。
② 尺三寸：据文义当作"尺五寸"。小字注文已有校语，当从之。
③ 丈三尺：据文义当作"丈五尺"。小字注文已有校语，当从之。
④ 二丈六尺：据文义当作"三丈"。小字注文已有校语，当从之。
⑤ 尺五寸：据文义当作"尺五分"。小字注文已有校语，当从之。
⑥ 三尺一寸：据文义当作"二尺一寸"。小字注文已有校语，当从之。
⑦ 流：仿宋本、吴本、周本作"留"。
⑧ 明：原作"神"，据仿宋本、吴本、周本改。

吸不相通，五色不华，是魄损也；四肢皆见脉，为乱，是神损也。

大损三十岁，中损二十岁，下损十岁。损各以春夏秋冬。平人，人长脉短者，是大损，三十岁；人短脉长者，是中损，二十岁；手足皆细，是下损，十岁。失精气者，一岁而损；男子左脉短，右脉长，是为阳损，半岁；女子右脉短，左脉长，是为阴损，半岁。

春脉当得肝脉，反得脾肺之脉，损；夏脉当得心脉，反得肾肺之脉，损；秋脉当得肺脉；反得肝心之脉，损；冬脉当得肾脉，反得心脾之脉，损。

当审切寸口之脉，知绝不绝，前后去为绝，掌上相击，坚如弹石，为上脉虚尽，下脉尚有，是为有胃气。上脉尽，下脉坚，如弹石，为有胃气。上下脉皆尽者，死。不绝不消者，皆生，是损脉也。

至之为言，言语音深，远视愦愦，是志之至也；身体粗大，饮食暴多，是意之至也；语言妄见，手足相引，是魂之至也；茏葱华色，是魄之至也；脉微小不相应，呼吸自大，是神之至也。是至脉之法也。死生相应，病各得其气者生，十得其半也。黄帝曰：善。

诊脉动止投数疏数死期年月第六

脉一动一止，二日死；一经云：一日死。二动一止，三日死；三动一止，四日死，或五日死；四动一止，六日死；五动一止，五日死，或七日死；六动一止，八日死；七动一止，九日死；八动一止，十日死；九动一止，九日死，又云十一日死；一经云：十三日死。若立春，死。十动一止，立夏死；一经云：立春死。十一动一止，夏至死；一经云：立夏死。一经云：立秋死。十二、十三动一止，立秋死；一经云：立冬死。十四、十五动一止，立冬死；一经云：立夏死。二十动一止，一岁死若立秋死；二十一动一止，二岁死；二十五动一止，立冬死；一经云：一岁死，或二岁死。三十动一止，二岁若三岁死；三十五动一止，三岁死；四十动一止，四岁死；五十动一止，五岁死；不满五十动一止，五岁死。

脉来五十投而不止①者，五脏皆受气，即无病。《千金方》云：五行气毕，阴阳数同。荣卫出入，经脉通流，昼夜百刻，五德相生。

脉来四十投而一止者，一脏无气，却后四岁，春草生而死。

脉来三十投而一止者，二脏无气，却后三岁，麦熟而死。

脉来二十投而一止者，三脏无气，却后二岁，桑椹赤而死。

脉来十投而一止者，四脏无气，

---

① 五十投而不止：《灵枢·根结》作"五十动而不一代"。

岁中死。得节不动，出清明日死，远不出谷雨死矣。

脉来五动而一止者，五脏无气，却后五日而死。

脉一来而久住者，宿病在心，主中治。

脉二来而久住者，病在肝，枝中治。

脉三来而久住者，病在脾，下中治。

脉四来而久住者，病在肾，间中治。

脉五来而久住者，病在肺，枝中治。

五脉病，虚羸人得此者，死。所以然者，药不得而治，针不得而及。盛人可治，气全故也。

诊百病死生诀第七

诊伤寒，热盛，脉浮大者，生；沉小者，死。

伤寒已得汗，脉沉小者，生；浮大者，死。

温病三四日以下，不得汗，脉大疾者，生；脉细小难得者，死不治。

温病穰穰大热，其脉细小者，死。《千金》穰穰作时行。

温病下利，腹中痛甚者，死不治。

温病汗不出，出不至足者，死；厥逆汗出，脉坚强急者，生[①]；虚缓者，死。

温病二三日，身体热，腹满，头痛，食饮如故，脉直而疾[②]者，八日死；四五日，头痛，腹痛而吐，脉来细强，十二日死；八九日，头不疼，身不痛，目不赤，色不变，而反利，脉来喋喋，按之不弹手，时大，心下坚，十七日死。

热病七八日，脉不软一作喘不散一作数者，当瘖。瘖后三日，温[③]汗不出者，死。

热病七八日，其脉微细，小便不利，加暴口燥，脉代，舌焦干黑者，死。

热病未得汗，脉盛躁疾，得汗者，生；不得汗者，难差。

热病已得汗，脉静安者，生；脉躁者，难治。

热病已得汗，常大热不去者，亦死大一作专。

热病已得汗，热未去，脉微躁者，慎不得刺治。

热病发热，热甚者，其脉阴阳皆竭，慎勿刺。不汗出，必下利。

诊人被风，不仁，痿，蹶，其脉虚者，生；紧急疾者，死。

诊癫病，虚则可治，实则死。

癫疾脉实坚者，生；脉沉细小

---

① 生：原作"主"，形近之误，据周本改。

② 疾：《千金要方》卷二十八《诊百病死生要诀》作"绝"。

③ 温：《千金要方》卷二十八《诊百病死生要诀》无。

者，死。

癫疾脉搏大滑者，久久自已；其脉沉小急实，不可治；小坚急，亦不可疗。

诊头痛目痛，久视无所见者，死。久视，一作卒视。

诊人心腹积聚，其脉坚强急者，生；虚弱者，死。又，实强者，生；沉者，死。其脉大，腹大胀，四肢逆冷，其人脉形长者，死；腹胀满，便血，脉大时绝，极下血，脉小疾者，死。

心腹痛，痛不得息，脉细小迟者，生；坚大疾者，死。

肠澼便血，身热则死，寒则生。

肠澼下白沫，脉沉则生，浮则死。

肠澼下脓血，脉悬绝则死，滑大则生。

肠澼之属，身热①，脉不悬绝，滑大者，生；悬涩者，死。以脏期之。

肠澼下脓血，脉沉小流连者，生；数疾且大，有热者，死。

肠澼，筋挛，其脉小细，安静者，生；浮大紧者，死。

洞泄，食不化，不得留②，下脓血，脉微小迟③者，生；紧急者，死。

泄注，脉缓，时小结者，生；浮大数者，死。

蜃蚀阴疰，其脉虚小者，生；紧急者，死。

咳嗽，脉沉紧者，死；浮直者，生；浮软者，生；小沉伏匿者，死。

咳嗽，羸瘦，脉形坚大者，死。

咳嗽④，脱形，发热，脉小坚急者，死；肌瘦，下一本云不脱形，热不去者，死。

咳而呕，腹胀且泄，其脉弦急欲绝者，死。

吐血、衄血，脉滑小弱者，生；实大者，死。

汗出，若衄，其脉小滑者，生；大躁者，死。

唾血，脉紧强者，死；滑者，生。

吐血而咳，上气，其脉数，有热，不得卧者，死。

上气⑤，脉数者，死。谓其形损故也。

上气，喘息低昂，其脉滑，手足温者，生；脉涩，四肢寒者，死。

上气，面浮肿，肩息，其脉大，不可治，加利必死。一作又甚。

上气，注液，其脉虚宁宁伏匿者，生；坚强者，死。

寒气上攻，脉实而顺滑者，生；实而逆涩者，死。《太素》云：寒气暴

————————

① 热：此上《素问·通评虚实论》有"不"字。

② 不得留：《千金要方》卷二十八《诊百病死生要诀》无此三字。

③ 迟：原作"连"，形近之误，据仿宋本、吴本、周本改。

④ 嗽：原脱，据周本补。

⑤ 上气：此上《千金要方》卷二十八《诊百病死生要诀》有"伤寒家咳而"五字。

上，脉满实，何如？曰：实而滑则生，实而逆则死矣。其形尽满何如？曰：举形尽满者，脉急大坚，尺满而不应。如是者，顺则生，逆则死。何谓顺则生，逆则死？曰：所谓顺者，手足温也；谓逆者，手足寒也。

痹痿，脉实大，病久可治；脉悬①小坚急，病久不可治。

消渴，脉数大者，生。细小浮短者，死。

消渴，脉沉小者，生。实坚大者，死。

水病，脉洪大者，可治；微细者，不可治。

水病，胀闭，其脉浮大软者，生；沉细虚小者，死。

水病，腹大如鼓，脉实者，生；虚者，死。

卒中恶，吐血数升，脉沉数细者，死；浮大疾快者②，生。

卒中恶，腹大，四肢满③，脉大而缓者，生；紧大而浮者，死；紧细而微者，亦生。

病疮，腰脊强急，瘈疭者，皆不可治。

寒热，瘈疭，其脉代绝者，死。

金疮，血出太多，其脉虚细者，生；数实大者，死。

金疮，出血，脉沉小者，生；浮大者，死。

斫，疮出血一二石，脉来大，二十日死。

斫、刺俱有，病多，少血，出

不自止断者，其血④止，脉来大者，七日死；滑细者，生⑤。

从高倾⑥仆，内有血，腹胀满，其脉坚强者，生；小弱者，死。

人为百药所中伤，脉浮涩而疾者，生⑦；微细者，死；洪大而迟者，生。《千金》迟作速。

人病甚而脉不调者，难差。

人病甚而脉洪者，易差。

人内外俱虚，身体冷而汗出，微呕而烦扰，手足厥逆，体不得安静者，死。

脉实满，手足寒，头热，春秋生，冬夏死。

老人脉微，阳羸阴强者，生；脉焱大加息—作如急者，死；阴弱阳强，脉至而代，奇⑧—作寄月而死。

尺脉涩而坚，为血实气虚也。其发病，腹痛逆满，气上行，此为妇人胞中绝伤，有恶血，久成结瘕。

----

① 脉悬：《千金要方》卷二十八《诊百病死生要诀》作"弦"。

② 浮大疾快者：《诸病源候论》卷二十三《中恶候》作"浮焱如疾者"。

③ 腹大，四肢满：《诸病源候论》卷二十三《中恶候》作"腹大而满者"。

④ 血：原作"脉"，据仿宋本、钱本改。

⑤ 滑细者，生：《千金要方》卷二十八《诊百病死生要诀》无此四字。

⑥ 倾：仿宋本、吴本、钱本、周本作"顿"。

⑦ 脉浮涩而疾者，生：《千金要方》卷二十八《诊百病死生要诀》无此七字。

⑧ 奇：《千金要方》卷二十八《诊百病死生要诀》作"期"。

得病以冬时，黍穄赤而死。

尺脉细而微者，血气俱不足，细而来有力者，是谷气不充，病得节辄动，枣叶生而死。此病秋时得之。

左手寸口脉偏动，乍大乍小，不齐，从寸口至关，关至尺，三部之位，处处动摇，各异不同。其人病，仲夏得之此脉，桃花落而死。花一作叶。

右手寸口脉偏沉伏，乍小乍大。朝来浮大，暮夜沉伏，浮大即太过，上出鱼际；沉伏即下不至关中，往来无常，时时复来者，榆叶枯落而死。叶一作荚。

右手尺部脉，三十动一止，有顷更还；二十动一止，乍动乍疏，连连相因①，不与息数相应，其人虽食谷犹不愈，蘩草生而死。

左手尺部脉，四十动而一止，止而复来，来逆如循直木，如循张弓弦，绾绾然如两人共引一索，至立冬死。《千金》作至立春而死。

诊三部脉虚实决死生第八

三部脉调而和者，生。

三部脉废者，死。

三部脉虚，其人长病得之，死；虚而涩，长病亦死；虚而滑，亦死；虚而缓，亦死；虚而弦急，癫病亦死。

三部脉实而大，长病得之，死；实而滑，长病得之，生；卒病得之，死；实而缓，亦生；实而紧，亦生；实而紧急，癫痫可治。

三部脉强，非称其人病，便死。

三部脉赢，非其人②一作脉得之，死。

三部脉粗③，长病得之，死；卒病得之，生。

三部脉细而软，长病得之，生；细而数，亦生；微而紧，亦生。

三部脉大而数，长病得之，生；卒病得之，死。

三部脉微而伏，长病得之，死。

三部脉软，一作濡。长病得之，不治自愈；治之死；卒病得之，生。

三部脉浮而结，长病得之，死；浮而滑，长病亦死；浮而数，长病风得之，生；卒病得之，死。

三部脉芤，长病得之，生；卒病得之，死。

三部脉弦而数，长病得之，生；卒病得之，死。

三部脉革，长病得之，死④；卒病得之，生⑤。

三部脉坚而数，如银钗股，蛊毒病，必死；数而软，蛊毒病得

---

① 连连相因：《千金要方》卷二十八《诊百病死生要诀》无此四字。

② 非其人：《千金要方》卷二十八《诊三部脉虚实诀死生》作"非称其人病"。

③ 粗：廖本、朱本、张本作"赢"。

④ 死：《千金要方》卷二十八《诊三部脉虚实诀死生》作"生"。

⑤ 生：《千金要方》卷二十八《诊三部脉虚实诀死生》作"死"。

之，生。

三部脉漱漱如羹上肥，长病得之，死；卒病得之，生。

三部脉连连如蜘蛛丝，长病得之，死；卒病得之，生。

三部脉如霹雳，长病得之，死。三十日死①。

三部脉如弓弦，长病得之，死。

三部脉累累如贯珠，长病得之，死。

三部脉如水淹然流，长病，不治自愈；治之反死。一云：如水流者，长病七十日死；如水不流者，长病不治自愈。

三部脉如屋漏，长病，十日死《千金》云十四日死。

三部脉如雀啄，长病，七日死。

三部脉如釜中汤沸，朝得暮死；夜半得，日中死；日中得，夜半死。

三部脉急切，腹间病，又婉转腹痛，针上下差。

————

① 三十日死：《千金要方》卷二十八《诊三部脉虚实诀死生》无此四字。

脉经卷第五

朝散大夫守光禄卿直秘阁判登闻检院上护军 臣 林亿 等类次

张仲景论脉第一

脉有三部，阴阳相乘。荣卫气血，在人体躬。《千金方》作而行人躬。呼吸出入，上下于中。因息游布，津液流通。随时动作，效象形容。春弦秋浮，冬沉夏洪。察色观脉，大小不同。一时之间，变无经常。尺寸参差，或短或长。上下乖错，或存或亡。病辄改易，进退低昂。心迷意惑，动失纪纲。愿为缕陈，令得分明。

师曰：子之所问，道之根源。脉有三部，尺寸及关。荣卫流行，不失衡铨。肾沉心洪，肺浮肝弦。此自经常，不失铢分。出入升降，漏刻周旋。水下二①刻，臣亿等详：水下二刻，疑。检旧本如此。脉一周身②。旋③复寸口，虚实见焉。变化相乘，阴阳相干。风则浮虚，寒则紧弦④；沉潜水滀，支饮急弦；动弦⑤为痛，数洪⑥热烦。设有不应，知变所缘。三部不同，病各异端。太过可怪，不及亦然。邪不空见，终必有奸。审察表里，三焦别分⑦。知邪所舍，消息诊看。料度腑脏，独见若神。为子条记，传与贤人。

扁鹊阴阳脉法第二

脉，平旦曰太阳，日中曰⑧阳明，晡时曰少阳，黄昏曰少阴，夜半曰太阴，鸡鸣曰厥阴。是三阴三阳时也。

少阳之脉，乍小乍大，乍长乍短，动摇六分。王十一月甲子夜半，正月、二月甲子王。

太阳之脉，洪大以长，其来浮于筋上，动摇九分。三月、四月甲

---

① 二：《伤寒论·平脉法》作"百"。

② 脉一周身：《伤寒论·平脉法》作"一周循环"。

③ 旋：《伤寒论·平脉法》作"当"。

④ 紧弦：《伤寒论·平脉法》作"牢坚"。

⑤ 弦：《伤寒论·平脉法》作"则"。

⑥ 洪：《伤寒论·平脉法》作"则"。

⑦ 分：《伤寒论·平脉法》作"焉"。

⑧ 曰：原作"见"，形近之误，据仿宋本、周本改。

子王。

阳明之脉，浮大以短，动摇三分。大前小后，状如科斗，其至跳。五月、六月甲子王。

少阴之脉，紧细①，动摇六分。王五月甲子日，七月、八月甲子王。

太阴之脉，紧细②以长，乘于筋上，动摇九分。九月、十月甲子王。

厥阴之脉，沉短以紧，动摇三分。十一月、十二月甲子王。

厥阴之脉，急弦，动摇至六分已上。病迟脉寒③，少腹痛引腰，形喘者，死；脉缓者，可治，刺足厥阴入五分。

少阳之脉，乍短乍长，乍大乍小，动摇至六分已上。病头痛，胁下满，呕可治，扰即死。一作伛可治，偃即死。刺两季肋端，足少阳也，入七分。

阳明之脉，洪大以浮，其来滑而跳，大前细后，状如科斗，动摇至三分已上。病眩，头痛，腹满痛，呕可治，扰即死。刺脐上四寸，脐下三寸，各六分。

从二月至八月，阳脉在表；从八月至正月，阳脉在里。附阳脉强，附阴脉弱。至即惊，实则癥瘕。细而沉，不癥瘕即泄，泄即烦，烦即渴，渴即腹满，满即扰，扰即肠澼，澼即脉代，乍至乍不至。大而沉即咳，咳即上气，上气甚则肩息，肩息甚则口舌血出，血出甚即鼻血出。

变出寸口，阴阳表里；以互相乘，如风有道，阴脉乘阳也。寸口中，前后溢者，行风；寸口中，外实内不满者，三风，四温。寸口者，劳风；劳风者，大病亦发，快行汗出亦发。奰风者，上下微微扶骨，是其诊也。表缓，腹内急者，奰风也。猥雷实夹者，飘风；从阴趋阳者，风邪④。一来调，一来速，鬼邪也。阴缓阳急者，表有风来入脏也。阴急者，风已抱阳入腹。上逯逯，下宛宛，不能至阳，流饮也。上下血微，阴强者，为漏僻；阳强者，酒僻也。伛偷不过，微反阳，澹浆也。阴扶骨绝者，从寸口前顿趋于阴，汗水也。来调四布者，欲病水也。阴脉不偷，阳脉伤，复少津。寸口中后大前兑，至阳而实者，僻食。小过阳一分者，七日僻；二分者，十日僻；三分者，十五日僻；四分者，二十日僻；四分中伏不过者，半岁僻。敦敦不至胃阴一分，饮㿝饵僻也。外勾者，久僻也；内卷者，十日以还。外强内弱者，裹大核也。并浮而弦者，汁核。并浮紧而数，如沉，病暑食粥。一作微。有内紧而伏，麦饭若饼。寸口脉倚阳，紧细以微，瓜菜皮也。若倚如

---

① 紧细：《难经·七难》作"紧细而微"。
② 细：《难经·七难》作"大"。
③ 病迟脉寒：廖本作"病寒脉迟"。
④ 猥雷实夹……趋阳者，风邪：《诸病源候论》卷二《鬼邪候》作"脉来如飘风，从阴趋阳，风邪也。"语义明晰。

紧，荠藏菜也。赜赜无数，生肉僻也。附阳者，炙肉癖也。小倚生，浮大如故，生麦豆也。

扁鹊脉法第三

扁鹊曰：人一息脉二至，谓平脉，体形无苦；人一息脉三至，谓病脉；一息四至，谓痹①者，脱脉气。其眼睛青者，死；人一息脉五至以上，死，不可治也。都一作声息病，脉来动，取极五至，病有六七至也。

扁鹊曰：平和之气，不缓不急，不滑不涩，不存不亡，不短不长，不俛不仰，不从不横，此谓平脉。肾一作紧受如此，一作刚。身无苦也。

扁鹊曰：脉气弦急，病在肝。少食多厌里急，多言，头眩目痛，腹满筋挛，癫疾上气，少腹积坚，时时唾血，咽喉中干。相疾之法，视色听声，观病之所在。候脉要诀，岂不微乎？脉浮如数，无热者，风也。若浮如数，而有热者，气也。脉洪大者，又两乳房动②，脉复数，加有寒热，此伤寒病也。若赢，长病，如脉浮溢寸口，复有微热，此痤气病也。如复咳又多热，乍剧乍差，难治也。又疗无剧者，易差；不咳者，易治也。

扁鹊华佗察声色要诀第四

病人五脏已夺，神明不守，声

嘶者，死。

病人循衣缝，谵言者，不可治。

病人阴阳俱绝，掣衣掇空，妄言者，死。

病人妄语错乱，及不能语者，不治。热病者，可治。

病人阴阳俱绝，失音不能言者，三日半死。

病人两目眥③有黄色起者，其病方愈。

病人面黄目青者，不死；青如草滋④，死。

病人面黄目赤者，不死；赤如衃血，死。

病人面黄目白者，不死；白如枯骨，死。

病人面黄目黑者，不死；黑如焰，死。

病人面目俱等者，不死。

病人面黑目青者，不死。

病人面青目白者，死。

病人面黑目白者，不死。

病人面赤目青者，六日死。

病人面黄目青者，九日必死，是谓乱经。饮酒当风，邪入胃经，胆气妄泄，目则为青，虽有天救，不可复生。

病人面赤目白者，十日死。忧

---

① 谓痹：廖本作"痹脉"。

② 动：吴本、周本作"胡"。

③ 眥：吴本、周本作"眦"。

④ 草滋：《素问·五脏生成篇》作"草兹"，义同。

恚思虑，心气内索，面色反好，急求棺椁。

病人面白目黑者，死。此谓荣华已去，血脉空索。

病人面黑目白者，八日死。肾气内伤，病因留积。

病人面青目黄者，五日死。

病人着床，心痛短气，脾竭内伤，百日复愈，能起徬徨，因坐于地，其立倚床，能治此者，可谓神良。

病人面无精光，若土色，不受饮食者，四日死。

病人目无精光，及牙齿黑色者，不治。

病人耳目鼻口有黑色起，入于口者，必死。

病人耳目及颧颊赤者，死在五日中。

病人黑色出于额，上发际，下直鼻脊、两颧上者，亦死在五日中。

病人黑气出天中，下至年上、颧上者，死。《千金翼》云：天中当鼻直上至发际，年上在鼻上两目间。

病人及健人，黑色若白色起，入目及鼻口，死在三日中。

病人及健人，面忽如马肝色，望之如青，近之如黑者，死①。

病人面黑，目直视，恶风者，死。

病人面黑唇青者，死。

病人面青唇黑者，死。

病人面黑，两胁下满，不能自转反者，死。

病人目②直视，肩息者，一日死。

病人头目久痛，卒视无所见者，死。

病人阴结阳绝，目精脱，恍惚者，死。

病人阴阳绝竭，目眶陷者，死。

病人目③系倾者，七日死。

病人口如鱼口，不能复闭，而气出多，不反者，死。

病人口张者，三日死。

病人唇青，人中反，三日死。

病人唇反，人中满④者，死。

病人唇口忽干者，不治。

病人唇肿齿焦者，死。

病人阴阳俱竭，其齿如熟小豆，其脉快者，死。《千金方》快作躁。

病人齿忽变黑者，十三日死。

病人舌卷卵缩者，必死。

病人汗出不流，舌卷黑者，死。

病人发直者，十五日死。

病人发如干麻，善怒者，死。

病人发与眉冲起者，死。

病人爪甲青者，死。

病人爪甲白者，不治。

---

① 死：此上《千金翼方》卷二十五《诊气色法》有"必卒"二字。

② 目：原作"面回回"，文义不明，据吴本、周本改。又，仿宋本、杨本、廖本作"目回回"三字。

③ 目：原作"眉"，据仿宋本、周本改。

④ 满：原作"反"，据底本校注、仿宋本、吴本、钱本、周本改。

病人手足爪甲下肉黑者，八日死。

病人荣卫竭绝，面浮肿者，死。

病人卒肿，其面苍黑者，死。

病人手掌肿，无文者，死。

病人脐肿，反出者，死。

病人阴囊、茎俱肿者，死。

病人脉绝，口张足肿，五日死。

病人足跗……死①。

病人足跗上肿，两膝大如斗者，十日死。

病人卧，遗屎②不觉者，死。

病人尸臭者，不可治。

肝病皮黑③，肺之日，庚辛死。

心病目黑，肾之日，壬癸死。

脾病唇青，肝之日，甲乙死。

肺病颊赤目肿，心之日，丙丁死。

肾病面肿唇黄，脾之日，戊己死。

青欲如苍璧之泽，不欲如蓝。

赤欲如绵裹朱，不欲如赭。

白欲如鹅羽，不欲如盐。

黑欲如④重漆，不欲如炭。

黄欲如罗裹雄黄，不欲如黄土。

目色赤者，病在心，白在肺，黑在肾，黄在脾，青在肝，黄色不可名者，病胸中。

诊目病⑤，赤脉从上下者，太阳病也；从下上者，阳明病也；从外入内者，少阳病也。

诊寒热瘰疬，目中有赤脉，从上下至瞳子⑥，见一脉，一岁死；见一脉半，一岁半死；见二脉，二岁死；见二脉半，二岁半死；见三脉，三岁死。

诊龋齿痛，按其阳明之脉来，有过者独热。在右右热，在左左热；在上上热，在下下热。

诊血脉者⑦，多赤多热，多青多痛，多黑为久痹。多赤、多黑、多青皆见者，寒热身痛，面色微黄，齿垢黄，爪甲上黄，黄疸也。安卧，小便⑧黄赤，脉小而涩者，不嗜食。

扁鹊诊诸反逆死脉要诀第五

扁鹊曰：夫相死脉之气，如群鸟之聚，一马之驭，系水交驰之状，如悬石之落。出筋之上，藏筋之下，坚关之里，不在荣卫，伺候交射，不可知也。

脉病人不病，脉来如屋漏、雀

---

① 病人足跗……死：原脱，据仿宋本、周本补。

② 屎：廖本、《中藏经》卷中《论诊杂病必死候》作"尿"。

③ 黑：仿宋本、吴本、周本作"白"。

④ 如：原脱，据仿宋本、吴本、钱本、周本补。

⑤ 病：《灵枢·论疾诊尺》作"痛"。

⑥ 诊寒热瘰疬，目中有赤脉，从上下至瞳子：《灵枢·论疾诊尺》作"寒热，赤脉上下至瞳子"。

⑦ 血脉者：原作"血者脉"，据仿宋本、吴本、廖本、周本改。

⑧ 小便：原作"少"，据仿宋本、钱本、《灵枢·论疾诊尺》改。

啄者，死。屋漏者，其来既绝而止，时时复起，而不相连属也。省啄者，脉来甚数，而疾绝止，复顿来也。又经言：得病七八日，脉如屋漏、雀啄者，死。脉弹人手，如黍米也。

脉来如弹石，去如解索者，死。弹石者，辟辟急也。解索者，动数而随散乱，无复次绪也。

脉困病人，脉如虾之游，如鱼之翔者，死。虾游者，苒苒而起，寻复退没，不知所在，久乃复起，起辄迟而没去速者是也；鱼翔者，似鱼不行，而但掉尾动，头身摇而久住者是也。

脉如悬薄卷索者，死。

脉如转豆者，死；脉如偃刀者，死；脉涌涌不去者，死；脉忽去忽来，暂止复来者，死；脉中侈者，死；脉分绝者，死。上下分散也。

脉有表无里者，死，经名曰结，云即死。何谓结？脉在指下如麻子动摇，属肾，名曰结，去死近也。

脉五来一止，不复增减者，死。经名曰代。何谓代？脉五来一止也。脉七来是人一息，半时不复增减，亦名曰代，正死不疑。

经曰：病或有死，或有不治自愈，或有连年月而不已。其死生存亡，可切脉而知之邪？然。可具知也。设病者若闭目不欲见人者，脉当得肝脉，弦急而长；反得肺脉，浮短而涩者，死也。病若开目而渴，心下牢者，脉当得紧实而数，反得沉滑而微者，死。病若吐血，复鼽

衄者，脉当得沉细，而反浮大牢者，死。病若谵言妄语，身当有热，脉当洪大，而反手足四逆，脉反沉细微者，死。病若大腹而泄，脉当微细而涩，反得紧大而滑者，死。此之谓也。

经言：形脉与病相反者，死，奈何？然。病若头痛目痛，脉反短涩者，死之。

病若腹痛，脉反浮大而长者，死。

病若腹满而喘，脉反滑利而沉者，死。

病若四肢厥逆，脉反浮大而短者，死。

病若耳聋，脉反浮大而涩者，死。《千金翼》云：脉大者生，沉迟细者，难治。

病若目眽眽，脉反大而缓者，死。

左有病而右痛，右有病而左痛，下有病而上痛，上有病而下痛，此为逆，逆者死，不可治。

脉来沉之绝濡，浮之不止，推手者，半月死。一作半日。

脉来微细而绝者，人病当死。

人病脉不病者，生；脉病人不病者，死。

人病尸厥，呼之不应，脉绝者，死。

脉当大反小者，死。

肥人脉细小如丝，欲绝者，死。

羸人得躁脉者，死。

人身涩，而脉来往滑者，死。

人身滑，而脉来往涩者，死。

人身小，而脉来往大者，死。

人身短，而脉来往长者，死。

人身长，而脉来往短者，死。

人身大，而脉来往小者，死。

尺脉不应寸，时如驰，半日死。《千金》云：尺脉上应寸口，太迟者，半日死。

肝脾俱至，则谷不化，肝多即死。

肺肝俱至，则痈疽，四肢重，肺多即死。

心肺俱至，则痹，消渴懈怠，心多即死。

肾心俱至，则难以言，九窍不通，四肢不举，肾多即死。

脾肾俱至，则五脏败坏，脾多即死。

肝心俱至，则热甚，瘛疭，汗不出，妄见邪。

肝肾俱至，则疝瘕，少腹痛，妇人月使不来。

肝满、肾满、肺满，皆实，则为肿。肺之雍，喘而两胠满；肝雍，两胠满，卧则惊，不得小便；肾雍，脚下至小腹满，胫有大小，髀胻大跛，易偏枯。

心脉①满大，痫瘛筋挛。

肝脉小急，痫瘛筋挛。

肝脉骛暴，有所惊骇，脉不至，若瘖，不治自已。

肾脉小急，肝脉小急，心脉小急，不鼓，皆为瘕。

肾肝②并沉，为石水；并浮，为风水；并虚，为死；并小弦，欲惊。

肾脉大急沉，肝脉大急沉，皆为疝。

心脉搏滑急，为心疝；肺脉沉搏，为肺疝。

脾脉外鼓，沉，为肠澼，久自已。

肝脉小缓，为肠澼，易治。

肾脉小搏沉，为肠澼，下血，血温身热者，死。心肝澼，亦下血。二脏同病者，可治。其脉小沉涩者，为肠澼。其身热者，死。热见七日死。

胃脉沉鼓涩，胃外鼓大，心脉小紧急，皆膈偏枯。男子发左，女子发右，不瘖舌转，可治，三十日起。其顺者，瘖，三岁起。年不满二十者，三岁死。

脉至而搏，血衄，身有热者，死。

脉来如悬钩，浮，为热③。

脉至如喘，名曰气④厥。气厥者，不知与人言。《素问》《甲乙》作暴厥。

脉至如数，使人暴惊，三四日

---

① 脉：原作"肺"，形近之误，据仿宋本、周本改。

② 肝：原作"脉"，形近之误，据仿宋本、周本改。

③ 热：《素问·大奇论》作"常脉"。

④ 气：《素问·大奇论》作"暴"。

自已。

脉至浮合，浮合如数，一息十至①、十至以上，是为经气予不足也。微见，九十日，死。

脉至如火新然，是心精之予夺也。草干而死。

脉至如散叶，是肝气予虚也。木叶落而死。木叶落作枣华。

脉至如省客，省客者，脉塞而鼓，是肾气予不足也。悬去枣华而死。

脉至如泥丸，是胃精予不足也。榆荚落而死。《素问》荚作叶。

脉至如横格，是胆气予不足也。禾熟而死。

脉至如弦缕，是胞精予不足也。病善言，下霜而死。不言，可治。

脉至如交漆，交漆者，左右旁至也，微见，四十日死。《甲乙》作交棘。

脉至如涌泉，浮鼓肌中，是太阳气予不足也。少气，味韭英而死。

脉至如委②土《素问》作颓土之状，按之不得，是肌气予不足也。五色先见黑，白垒一作藟发死。

脉至如悬雍，悬雍者，浮，揣切之益大，是十二俞之予不足也。

水凝而死。

脉至如偃刀，偃刀者，浮之小急，而按之坚大急，五脏菀热，寒热独并于肾也。如此，其人不得坐，立春而死。

脉至如丸滑，不直手，不直手者，按之不可得也，是大肠气予不足也。枣叶生而死。

脉至如春③者，令人善恐，不欲坐卧，行立常听，是小肠气予不足也。季秋而死。

问曰：尝以春二月中，脉一病人，其脉反沉。师记言：到秋当死。其病反愈，到七月复病，因往脉之，其脉续沉。复记言：至冬死。问曰：二月中，得沉脉，何以故处之至秋死也？师曰：二月之时，其脉自当濡弱而弦，得沉脉；到秋自沉，脉见浮即死，故知到秋当死也。七月之时，脉复得沉，何以处之至冬当死？师曰：沉脉属肾，真脏脉也，非时妄见。

经言：王、相、囚、死。冬脉本王脉，不再见，故知至冬当死也。然后至冬复病，正以冬至日死，故知为谛。华佗仿此。

---

① 十至：钱本、《素问·大奇论》无此二字。

② 委：《素问·大奇论》作"颓"，义同。

③ 春：《素问·大奇论》作"华"。

脉经卷第六

朝散大夫守光禄卿直秘阁判登闻检院上护军 臣 林亿 等类次

肝足厥阴经病证第一

肝气虚则恐；实则怒。肝气虚则梦见园苑生草，得其时则梦伏树下不敢起。肝气盛则梦怒。厥气①客于肝，则梦山林树木。

病在肝②，平旦慧，下晡甚，夜半静。

病先发于肝者，头③目眩，胁痛支满。一④日之脾，闭塞不通，身痛体重；二⑤日之胃，而腹胀；三日之肾，少腹腰脊痛，胫酸。十日不已，死。冬日入，夏早食。

肝脉搏坚而长，色不青，当病坠堕⑥。若搏，因血在胁下，令人喘逆。若软而散，其色泽者，当病溢饮。溢饮者，渴暴多饮，而溢—作易入肌皮、肠胃之外也。

肝脉沉之而急，浮之亦然，苦胁下痛，有气支满引少腹而痛，时小便难，苦目眩，头痛，腰背痛，足为逆寒，时癧；女人月使⑦不来，时亡⑧时有。得之少时有所坠堕。

青脉之至也，长而左右弹，诊曰⑨：有积气在心下，支肤，名曰肝痹。得之寒湿，与疝同法，腰痛，足清，头痛。

肝中风者，头目瞤，两胁痛，行常伛，令人嗜甘，如阻妇状⑩。

肝中寒者，其人洗洗恶寒，翕翕发热，面翕然赤，漐漐有汗，胸

---

① 厥气：《中藏经》卷上《论心脏虚实寒热生死逆顺脉证之法》作"邪气"。
② 病在肝：《素问·脏气法时论》作"肝病者"。
③ 头：此下《甲乙经》卷六《五脏传病大论》有"痛"字。
④ 一：《素问》《甲乙经》卷六《五脏传病大论》作"三"。
⑤ 二：《素问》《甲乙经》卷六《五脏传病大论》作"五"。
⑥ 堕：《素问·脉要精微论》无。
⑦ 月使：周本作"月信"，义同。
⑧ 亡：周本作"无"，义同。
⑨ 诊曰：《素问·五脏生成论》无此二字。
⑩ 如阻妇状：《金匮要略》卷中《五脏风寒积聚病脉证并治》无此四字。又，妇，原作归，形近之误，据仿宋本、周本改。

中烦热。肝中寒者，其人①两臂不举，舌本又作大燥，善太息，胸中痛，不得转侧，时盗汗，咳②，食已吐其汁③。

肝主胸中喘，怒骂。其脉沉，胸中必窒，欲令人推按之，有热，鼻窒。

凡有所坠堕，恶血留内，若④有所大怒，气上而不能下，积于左胁下，则伤肝。肝伤者，其人脱肉，又卧，口欲得张，时时手足青，目瞑，瞳人痛，此为肝脏伤所致也。

肝胀者，胁下满而痛，引少腹。

肝水者，其人腹大，不能自转侧，而胁下腹中痛，时时津液微生，小便续通。

肺乘肝，即为痈肿。心乘肝，必吐利。

肝着者，其病人常欲蹈其胸上，先未苦时，但欲饮热⑤。

肝之积，名曰肥气，在左胁下，如覆杯，有头足如龟鳖状⑥，久久不愈，发咳逆，痎疟，连岁月不已，以季夏戊己日得之，何也⑦？肺病传肝，肝当传脾，脾适以季夏王，王者不受邪，肝复欲还肺，肺不肯受，因留结为积，故知肥气以季夏⑧得之。

肝病，其色青，手足拘急，胁下苦满，或时眩冒，其脉弦长，此为可治。宜服防风竹沥汤、秦艽散。春当刺大敦，夏刺行间，冬刺曲泉，皆补之；季夏刺太冲，秋刺中郄，

皆泻之。又当灸期门百壮，背第九椎五十壮。

肝病者，必⑨两胁下痛，引少腹，令人善怒。虚则目䀮䀮无所见，耳无所闻，善恐，如人将捕之。若欲治之，当取其经⑩。

足厥阴与少阳气逆，则头目⑪痛，耳聋不聪，颊肿，取血者。

邪在肝，则两胁中痛，寒中，恶血在内，行⑫善瘛，节时肿⑬。取之行间，以引胁下；补三里，以温胃中；取血脉，以散恶血；取耳间青脉，以去其瘛。

---

① 其人：《金匮要略》卷中《五脏风寒积聚病脉证并治》无此二字。

② 时盗汗，咳：廖本、朱本、张本作"时时盗汗"；《金匮要略》卷中《五脏风寒积聚病脉证并治》无此句。

③ 食已吐其汁：《金匮要略》卷中《五脏风寒积聚病脉证并治》作"食则吐而汗出也"。

④ 若：原作"苦"，形近之误，据仿宋本、吴本、周本改。

⑤ 热：此下《金匮要略》卷中《五脏风寒积聚病脉证并治》有"旋覆花汤主之"六字。

⑥ 如龟鳖状：《难经·五十六难》无此四字。

⑦ 何也：《难经·五十六难》作"何以言之"。

⑧ 季夏：此下《难经·五十六难》有"戊己日"三字。

⑨ 必：《素问·脏气法时论》无。

⑩ 若欲治之，当取其经：朱本、张本、《素问·脏气法时论》无此句。

⑪ 目：《素问·脏气法时论》无。

⑫ 行：原作"胻"，形误，据《灵枢·五邪》改。

⑬ 肿：此上《灵枢·五邪》有"脚"字。

足厥阴之脉，起于大指蕴①毛之际，上循足跗上廉，去内踝一寸，上踝八寸，交出太阴之后，上腘内廉，循股，入阴②毛中，环③阴器，抵少腹，侠胃，属肝，络胆，上贯膈，布胁肋，循喉咙之后，上入颃颡，连目系，上出额，与督脉会于巅。其支者，从目系，下颊里，环唇内。其支者，复从肝别贯膈，上注肺中④。是动则病，腰痛不可以俯仰，丈夫㿗疝，妇人少腹肿，甚则嗌干，面尘，脱色。是主肝所生病者，胸满，呕逆，洞泄，狐疝，遗溺，闭癃⑤。盛者，则寸口大一倍于人迎；虚者，则寸口反小于人迎也。

足厥阴之别，名曰蠡沟，去内踝上五寸，别走少阴。其别者，循经⑥上睾，结于茎。其病气逆，则睾肿，卒疝；实则挺长，热⑦虚则暴痒。取之所别。肝病，胸满胁胀，善恚怒，叫呼，身体有热，而复恶寒，四肢不举，面目白，身体滑。其脉当弦长而急，今反短涩，其色当青；而反白者，此是金之克木，为大逆，十死不治。

胆足少阳经病证第二

胆病者，善太息，口苦，呕宿汁，心澹澹⑧，恐⑨，如人将捕之，嗌中介介然⑩，数唾，候⑪在足少阳之本末。亦见其脉之陷下者，灸之；

其寒热，刺阳陵泉。善呕有苦汁，长太息，心中澹澹，善悲恐，如人将捕之。邪在胆，逆在胃，胆溢⑫则口苦；胃气逆则呕苦汁，故曰呕胆，刺三里以下。胃气逆，刺足少阳经络以闭胆，却调其虚实以去其邪也。

胆胀者，胁下痛胀，口苦，太息⑬。

厥气客于胆，则梦斗讼⑭。

足少阳之脉，起于目兑眦，上抵头角，下耳后，循颈，行手少阳之脉⑮前，至肩上，却交⑯手少阳之后，入缺盆。其支者，从耳后入耳

---

① 蕴：原作"聚"，形近之误，据周本改。
② 阴：《灵枢·经脉》无。
③ 环：《灵枢·经脉》作"过"。
④ 中：《灵枢·经脉》无。
⑤ 癃：此下《灵枢·经脉》有"为此诸病，盛则泻之，虚则补之，热则疾之，寒则留之，陷下则灸之，不盛不虚，以经取之。"
⑥ 循经：《灵枢·经脉》作"经胫"。
⑦ 热：《灵枢·经脉》无，义长。
⑧ 心澹澹：《灵枢·邪气脏腑病形》《诸病源候论》卷十五《胆病候》作"心下澹澹"；《中藏经》卷上《论脾脏虚实寒热生死逆顺脉证之法》作"心中淡淡"。
⑨ 恐：此上《甲乙经》卷九《邪在心胆及诸藏腑发悲恐太息口苦不乐及惊》有"善"字。
⑩ 介介然：《灵枢·经脉》作"吤吤然"。
⑪ 候：《灵枢·经脉》无。
⑫ 溢：原作"液"，据仿宋本、吴本、周本改。
⑬ 口苦，太息：《灵枢·胀论》作"口中苦，善太息"。
⑭ 讼：此下《灵枢·淫邪发梦》有"自刳"二字。
⑮ 脉：《灵枢·经脉》无此字。
⑯ 交：此下《灵枢·经脉》有"出"字。

中，出走耳前，至①兑眦后。其支者，别兑眦，下大迎，合手少阳于②颐，一本云：别兑眥，上迎手少阳于巅。下加颊车，下颈，合缺盆，以下胸中，贯膈，络肝，属胆，循胁里，出气街，绕毛际，横入髀厌中。其直者，从缺盆下腋，循胸中③，过季胁，下合髀厌中。以下循髀阳，出膝外廉，下外辅骨之前，直下抵绝骨之端，下出外踝之前，循足跗上，出④小指、次指之端⑤。其支者，别⑥跗上，入大指之间，循大指歧⑦内，出其端，还贯入⑧爪甲，出三毛。是动则病口苦，善太息，心胁痛，不能反⑨侧；其则面微尘，体无膏泽，足外反热，是为阳厥。是主骨所生病者，头痛，角⑩颔痛，目兑眦痛，缺盆中肿痛，腋下肿，马刀挟瘿，汗出振寒，疟，胸中⑪、胁肋、髀膝，外至胻⑫、绝骨、外踝前及诸节皆痛，小指次指不用⑬。盛者，则⑭人迎大一倍于寸口；虚者，则人迎反小于寸口也。

心手少阴经病证第三

心气虚，则悲不已，实则笑不休。心气虚，则梦救火，阳⑮物；得其时则梦燔灼。心气盛，则梦喜⑯笑及恐畏。厥气客于心，则梦丘山烟火⑰。

病在心⑱，日中慧，夜半甚，平旦静。

病先发于心者，心痛⑲。一日之肺，喘咳⑳；三日之肝，胁痛支满㉑；五日之脾，闭塞不通，身痛体重㉒。三日不已，死。冬夜半，夏日中。

心脉搏坚而长，当病舌卷不能言；其软而散者，当病消渴而已㉓。心脉沉之小而紧，浮之不喘，苦心

————

① 至：此下《灵枢·经脉》有"目"字。

② 于：此前《灵枢·经脉》有"抵"字。

③ 中：《灵枢·经脉》无。

④ 出：《灵枢·经脉》作"入"。

⑤ 端：《灵枢·经脉》作"间"。

⑥ 别：原无，语义不全，据《灵枢·经脉》补。

⑦ 歧：此下《灵枢·经脉》有"骨"字。

⑧ 入：《灵枢·经脉》无。

⑨ 反：《灵枢·经脉》作"转"。

⑩ 角：《灵枢·经脉》无。

⑪ 中：《灵枢·经脉》无。

⑫ 胻：《灵枢·经脉》作"胫"，义近。

⑬ 用：此下《灵枢·经脉》有"为此诸病，盛则泻之，虚则补之，热则疾之，寒则留之，陷下则灸之，不盛不虚，以经取之。"可参。

⑭ 则：《灵枢·经脉》无。下一个"则"字同。

⑮ 阳：周本作"伤"。

⑯ 喜：《灵枢·淫邪发梦》作"善"。

⑰ 丘山烟火：《诸病源候论》卷三《虚劳候》作"山岳熛火"。

⑱ 病在心：《素问·脏气法时论》作"心病者"。

⑲ 者，心痛：《灵枢·病传》无此三字。

⑳ 喘咳：《灵枢·病传》无此二字。

㉑ 胁痛支满：《灵枢·病传》无。

㉒ 闭塞不通，身痛体重：《灵枢·病传》无。

㉓ 当病消渴而已：《素问·脉要精微论》作"当消环自已"。

下聚气而痛，食不下，喜咽唾，时手足热，烦满，时忘，不乐，喜太息，得之忧思。

赤脉之至也，喘而坚。诊曰：有积气在中，时害于食，名曰心痹。得之外疾，思虑而心虚，故邪从之。

心脉急，名曰心疝，少腹当有形。其以心为牡脏，小肠为之使，故少腹当有形。

邪哭使魂魄不安者，血气少也。血气少者，属于心；心气虚者，其人即畏，一作衰。合目欲眠，梦远行而精神离散，魂魄妄行。阴气衰者，即为癫；阳气衰者，即为狂。五脏者，魂魄之宅舍，精神之所依托也。魂魄飞扬者，其五脏空虚也。即邪神居之，神灵所使，鬼而下之，脉短而微。其脏不足，则魂魄不安。魂属于肝，魄属于肺。肺主津液，即为涕泣。肺气衰者，即为泣出；肝气衰者，魂则不安。肝主善怒，其声呼。

心中风者，翕翕发热，不能起，心中饥而欲食①，食则呕②。

心中寒者，其人③病心如噉蒜状。剧者心痛彻背，背痛彻心，如蛊④注。其脉浮者，自吐乃愈。

愁忧思虑则伤心，心伤则苦惊，喜忘，善怒。心伤者，其人劳倦，即头面赤而下重，心中痛彻背，自发烦热，当脐跳手⑤，其脉弦。此为心脏伤所致也。

心胀者，烦心短气，卧不安。

心水者，其人身体重一作肿而少

气，不得卧，烦而躁，其阴大肿。

肾乘心，必癃。

真心痛，手足清⑥至节，心痛甚，且发夕死，夕发旦死。

心腹痛，懊憹，发作肿聚，往来上下行，痛有休作，心腹中热，苦渴，涎出者，是蛔咬也。以手聚而坚，持之毋令得移，以大针刺之。久持之，虫不动，乃出针。肠中有虫蛔咬，皆不可取以小针。

心之积，名曰伏梁，起于脐上，上至心，大如臂，久久不愈，病⑦烦心，心痛⑧，以秋庚辛日得之，何也？肾病传心，心当传肺，肺适以秋王，王者不受邪，心复欲还肾，肾不肯受，因留结为积。故知伏梁以秋⑨得之。

心病，其色赤，心痛，气短，手掌烦热，或啼笑骂詈，悲思愁虑，面赤身热，其脉实大而数，此为可

---

① 而欲食：《金匮要略》卷中《五脏风寒积聚病脉证并治》无此三字。

② 食则呕：《金匮要略》卷中《五脏风寒积聚病脉证并治》作"食即呕吐"。

③ 人：此下《金匮要略》卷中《五脏风寒积聚病脉证并治》有"苦"字。

④ 蛊：周本作"虫"。

⑤ 跳手：原作"挑手"，形近之误，据仿宋本、吴本、周本改。

⑥ 清：廖本、朱本、张本、《素问·厥论》作"青"。均通。

⑦ 病：此上《难经·五十六难》有"令人"二字。

⑧ 心痛：《难经·五十六难》无此二字。

⑨ 秋：此下《难经·五十六难》有"庚辛日"三字。

治。春当刺中冲，夏刺劳宫，季夏刺太陵，皆补之；秋刺间使，冬刺曲泽，皆泻之。此是手厥阴心包络经。又当灸巨阙五十壮，背第五椎百壮。

心病者，胸内痛，胁支满，两①胁下痛，膺、背、肩甲间痛，两臂内痛，虚则胸腹大，胁下与腰背相引而痛。取其经，手②少阴、太阳，舌下血者。其变病，刺郄中血者。

邪在心，则病心痛，善悲，时眩仆。视有余不足而调其输。

黄帝曰：手少阴之脉独无输，何也？岐伯曰：少阴者，心脉也。心者，五脏六腑之大主也。心为帝王③，精神之所舍，其脏坚固，邪不能客④，客之则伤心，心伤则神去，神去则身死矣。故诸邪在于心者，皆在心之包络。包络者，心主之脉也，故少阴⑤无输焉。少阴无输，心不病乎？对曰：其外经腑⑥病，脏不病，故独取其经于掌后兑骨之端也。

手心主之脉，起于胸中，出属心包，下膈，历络三焦。其支者，循胸出胁，下腋三寸，上抵腋下，循臑内，行太阴、少阴之间，入肘中，下臂，行两筋之间，入掌中，循中指，出其端。其支者，别掌中，循小指、次指，出其端。是动则病手心热，肘臂挛急，腋肿，甚则胸胁支满，心中澹澹大动，面赤目黄，善⑦笑不休。是主脉所生病者，烦心，心痛，掌中热⑧。盛者，则寸口大一倍于人迎；虚者，则寸口反小

于人迎也。

手心主之别，名曰内关，去腕二寸，出于两筋间，循经以上，系于心包络。心系气⑨实则心痛；虚则为烦心⑩，取之两筋间。

心病，烦闷少气，大热，热上荡心，呕吐，咳逆，狂语，汗出如珠，身体厥冷，其脉当浮，今反沉濡而滑，其色当赤而反黑者，此是水之克火，为大逆，十死不治。

小肠手太阳经病证第四

小肠病者，少腹痛，腰脊控睾而痛，时窘之，复⑪耳前热。苦⑫寒甚，独肩上热⑬，及手小指、次指之

----

① 两：《素问·脏气法时论》无。

② 手：《素问·脏气法时论》无。

③ 心为帝王：《灵枢·邪客》无此四字。

④ 客：《灵枢·邪客》作"容"。下一个"客"字同。

⑤ 少阴：《灵枢·邪客》作"独"。

⑥ 腑：原作"肺"，形近之误，据仿宋本、吴本、周本改。《灵枢·邪客》无。

⑦ 善：廖本、《灵枢·经脉》作"喜"。

⑧ 热：此下《灵枢·经脉》有"为此诸病，盛则泻之，虚则补之，热则疾之，寒则留之，陷下则灸之，不盛不虚，以经取之。"

⑨ 气：《灵枢·经脉》无。

⑩ 烦心：《灵枢·经脉》作"头强"。

⑪ 之，复：《灵枢·邪气脏腑病形》作"之后，当"。

⑫ 苦：原作"若"，形近之误，据仿宋本、周本改。

⑬ 热：此下《灵枢·邪气脏腑病形》有"甚"字。

间热。若脉陷者，此其候也①。

少腹控睾，引腰脊，上冲心，邪在小肠者，连睾系，属于脊，贯肝肺，络心系。气盛则厥逆，上冲肠胃，动肝肺，散于肓，结于脐。一作齐。故取之肓原以散之，刺太阴以与之，取厥阴以下之，取巨虚下廉以去之，按其所过之经以调之。

小肠有寒，其人下重，便脓血，有热，必痔。

小肠有宿食，常暮发热，明日复止。

小肠胀者，小腹䐜胀，引腹而痛。

厥气客于小肠，则梦聚邑街衢。

手太阳之脉，起之于小指之端，循手外侧，上腕，出踝中，直上，循臂骨下廉，出肘内侧两骨②之间，上循臑外后廉，出肩解，绕肩甲，交肩上，入缺盆，向腋③，络心，循咽，下膈，抵胃，属小肠。其支者，从缺盆，循颈，上颊，至目兑眦，却入耳中。其支者，别颊，上䪼，抵鼻，至目内眦，斜络于颧。是动则病，嗌痛颔肿，不可以顾，肩似拔，臑似折。是主液所生病者，耳聋，目黄，颊颔④肿，颈⑤、肩、臑、肘、臂外后廉痛⑥。盛者，则人迎大再倍于寸口；虚者，则人迎反小于寸口也。

脾足太阴经病证第五

脾气虚，则四肢不用，五脏不安；实则腹胀，泾溲不利。

脾气虚，则梦饮食不足，得其时，则梦筑垣盖屋。脾气盛，则梦歌乐，体重，手足不举⑦。厥气客于脾，则梦丘陵大泽，坏屋风雨。

病在脾⑧，日昳慧，平旦⑨甚，日中持⑩，下晡静。

病先发于脾，闭塞不通，身痛，体重⑪。一日之胃，而腹胀⑫；二日之肾，少腹腰脊痛，胫酸⑬；三日之膀胱⑭，背膂筋痛，小便闭⑮。十日不已，死，冬人定，夏晏食。

脾脉搏坚而长，其色黄，当病少气，其耎而散，色不泽者，当病

———————

① 也：此下《灵枢·邪气脏腑病形》有"手太阳病也，取之巨虚下廉"。

② 骨：《灵枢·经脉》作"筋"，义长。

③ 向腋：《灵枢·经脉》无此二字。

④ 颔：《灵枢·经脉》无。

⑤ 颈：此下《灵枢·经脉》有"颔"字。

⑥ 痛：此下《灵枢·经脉》有"为此诸病，盛则泻之，虚则补之，热则疾之，寒则留之，陷下则灸之，不盛不虚，以经取之。"

⑦ 体重，手足不举：《灵枢·淫邪发梦》作"身体重不举。"

⑧ 病在脾：《素问·脏气法时论》作"脾病者"。

⑨ 平旦：《素问·脏气法时论》作"日出"。

⑩ 日中持：《素问·脏气法时论》无此三字。

⑪ 闭塞不通，身痛，体重：《灵枢·病传》无此八字。

⑫ 而腹胀：《灵枢·病传》无。

⑬ 少腹腰脊痛，胫酸：《灵枢》无此七字。

⑭ 膀胱：此上《灵枢》有"膂"字。

⑮ 背膂筋痛，小便闭：《灵枢·病传》无此七字。

足骭①肿，若水状。

脾脉沉之而濡，浮之而虚，苦腹胀，烦满，胃中有热，不嗜食，食而不化，大便难，四肢苦痹，时不仁，得之房内，月使不来，来而频并。

黄脉之至也，大而虚，有积气在腹中，有厥气，名曰厥疝，女子同法。得之疾使四肢，汗出当风。

寸口脉弦而滑，弦则为痛，滑则为实；痛即为急，实即为踊，痛踊相搏，即胸胁抢急。

趺阳脉浮而涩，浮即胃气微，涩即脾气衰，微衰相搏，即呼吸不得，此为脾家失度。

寸口脉双紧，即为入，其气不出，无表有里，心下痞坚。

趺阳脉微而涩，微即无胃气，涩即伤脾。寒在于膈，而反下之，寒积不消，胃微脾伤，谷气不行，食已自噫。寒在胸膈，上虚下实，谷气不通，为闭②塞之病。

寸口脉缓而迟，缓则为阳，其③气长；迟则为阴，荣气促。荣卫俱和，刚柔相得，三焦相承，其气必强。

趺阳脉滑而紧，滑则胃气实，紧则脾气伤，得食而不消者，此脾不治也。能食而腹不满，此为胃气有余；腹满而不能食，心下如饥，此为胃气不行，心气虚也。得食而满者，此为脾家不治。

脾中风者，翕翕发热，形如醉人，腹中烦重，皮肉④眴眴而短

气也。

凡有所击仆，若醉饱入房，汗出当风，则伤脾。脾伤，则中气阴阳离别，阳不从阴，故以三分候死生。

脾气弱，病利下白，肠垢，大便坚，不能更衣，汗出不止，名曰脾气弱。或五液注下青、黄、赤、白、黑。

病人鼻下平者，胃病也；微赤者，病发痈；微黑者，有热；青者，有寒；白者，不治。唇黑者，胃先病；微燥而渴者，可治；不渴者，不可治；脐反出者，此为脾先落。一云：先终。

脾胀者，善哕，四肢急⑤，体重不能衣。⑥ 一作枝。

脾水者，其人⑦腹大，四肢苦重，津液不生，但苦少气，小便难。

趺阳脉浮而涩，浮则胃气强，涩则小便数，浮涩相搏，大便则坚，

---

① 骭：《素问·脉要精微论》作"骬"，义近。

② 闭：仿宋本、吴本、杨本、周本作"秘"，义近。

③ 其：仿宋本、吴本、周本作"卫"。

④ 肉：《金匮要略》卷中《五脏风寒积聚病脉证并治》作"目"。

⑤ 四肢急：《灵枢·胀论》作"四肢烦悗。"

⑥ 不能衣：《灵枢·胀论》作"不能胜衣，卧不安。"

⑦ 人：《金匮要略》卷中《水气病脉证并治》无。

其脾为约①。脾约者，其人大便坚，小便利，而反不渴。

凡人病脉已解，而反暮微烦者，人见病者差安，而强与谷，脾胃气尚弱，不能消谷，故令微烦，损谷则愈。

脾之积，名曰痞气，在胃管，覆大如盘，久久不愈，病②四肢不收，黄③疸，食饮不为肌肤，以冬壬癸日得之，何也④？肝病传脾，脾当传肾，肾适以冬王，王者不受邪。脾复欲还肝，肝不肯受，因⑤留结为积，故知痞气以冬⑥得之。

脾病，其色黄，饮食不消，腹苦胀满，体重节痛，大便不利，其脉微缓而长，此为可治。宜服平肾丸、泻脾丸、茱萸丸、附子汤。春当刺隐白，冬刺阴陵泉，皆泻之；夏刺大都，季夏刺公孙，秋刺商丘，皆补之。又当灸章门五十壮，背第十一椎百壮。

脾病者，必身重，苦饥⑦，足痿⑧不收，《素问》作：善饥，肉痿，足不收，行善瘈，脚下痛。虚则腹胀⑨，肠鸣，溏泄⑩，食不化。取其经足太阴、阳明，少阴血者。

邪在脾胃，肌肉痛，阳气有余，阴气不足，则热中善饥；阳气不足，阴气有余，则寒中肠鸣，腹痛。阴阳俱有余若俱不足，则有寒有热，皆调其三里。

足太阴之脉，起于大指之端，循指内侧白肉际，过核骨后，上内踝前廉，上腨内，循胻骨后，交出厥阴之前，上循⑪膝股内前廉，入

腹，属脾，络胃，上膈，侠咽，连舌本，散舌下。其支者，复从胃别上膈，注心中。是动则病，舌本强，食则呕，一作吐。胃管痛，腹胀，善噫，得后与气，则快然而衰⑫，身体皆重。是主脾所生病者，舌本痛，体不能动摇，食不下，烦心，心下急痛，寒疟⑬，溏瘕泄，水闭，黄疸，好卧⑭，不能食肉，唇青⑮，强立，股膝内痛⑯，厥，足大趾不用⑰。盛者，则寸口大三倍于人迎；

---

① 约：此下《金匮要略》卷中《五脏风寒积聚病脉证并治》有"麻子仁丸主之。"

② 病：《难经·五十六难》作"令人"。

③ 黄：此上《难经·五十六难》有"发"字。

④ 何也：《难经·五十六难》作"何以言之。"

⑤ 因：《难经·五十六难》作"故"。

⑥ 冬：此下《难经·五十六难》有"壬癸"二字。

⑦ 苦饥：《素问·脏气法时论》作"善饥肉痿"。

⑧ 痿：《素问·脏气法时论》无。

⑨ 胀：《素问·脏气法时论》作"满"。

⑩ 溏泄：《素问·脏气法时论》作"飧泄"。

⑪ 循：《灵枢·经脉》无。

⑫ 得后与气，则快然而率：廖本、朱本、张本作"得酸与热，则快然而食。"

⑬ 寒疟：《灵枢·经脉》无此二字。

⑭ 好卧：《灵枢·经脉》作"不能卧"。

⑮ 不能食肉，唇青：《灵枢·经脉》无此六字。

⑯ 痛：《灵枢·经脉》作"肿"。

⑰ 用：此下《灵枢·经脉》有"为此诸病，盛则泻之，虚则补之，热则疾之，寒则留之，陷下则灸之，不盛不虚，以经取之"。

虚者，则寸口反小于人迎。

足太阴之别，名曰公孙。去本节后一寸，别走阳明。其别者，入络肠胃。厥气上逆则霍乱，实则腹中切痛，虚则鼓胀。取之所别。

脾病，其色黄，体青，失溲，直视，唇反张，爪甲青，饮食吐逆，体重节痛，四肢不举。其脉当浮大而缓，今反弦急，其色当黄，今反青，此是木之克土，为大逆，十死不治。

胃足阳明经病证第六

胃病者，腹胀，胃管当心而痛，上支两胁，膈咽不通，饮食不下，取三里。

饮食不下，膈塞不通，邪在胃管。在上管则抑而刺之，在下脘则散而去之。

胃脉搏坚而长，其色赤，当病折髀；其耎而散者，当病食痹，髀痛①。

胃中有癖，食冷物者，痛不能食，食热即能②。

胃胀者，腹满，胃管痛，鼻闻焦臭，妨于食，大便难。

诊得胃脉，病形何如？曰：胃实则胀，虚则泄。

病先发于胃，胀满③。五日之肾，少腹、腰、脊痛，胫酸④；三日之膀胱⑤，背胎筋痛，小便闭⑥；五日上之脾⑦，闭塞不通，身痛体重⑧，《灵枢》云：上之心。六⑨日不已，死。冬夜半后⑩，夏日昳。六日一作三日。

脉浮而芤，浮则为阳，芤则为阴，浮芤相搏，胃气生热，其阳则绝。

趺阳脉浮者，胃气虚也。趺阳脉浮大者，此胃家微，虚烦，圊必日再行。芤而有胃气者，脉浮之大而耎，微按之芤，故知芤而有胃气也。

趺阳脉数者，胃中有热，即消谷引食。趺阳脉涩者，胃中有寒，水谷不化。趺阳脉粗粗而浮者，其病难治。趺阳脉浮迟者，故久病。趺阳脉虚则遗溺，实则失气。

动作头痛重，热气朝者，属胃。

厥气客于胃，则梦饮食。

足阳明之脉，起于鼻交頞中，旁约⑪太阳之脉，下循鼻外，入上齿中，还出侠口，环唇，下交承浆，

---

① 髀痛：《素问·脉要精微论》无此二字。

② 能：廖本作"痛"。

③ 胀满：《灵枢·病传》无此二字。

④ 少腹、腰、脊痛，胫酸：《灵枢·病传》无此七字。

⑤ 膀胱：此上《灵枢·病传》有"脊"字。

⑥ 背胎筋痛，小便闭：《灵枢·病传》无此七字。

⑦ 脾：《灵枢·病传》作"心"。

⑧ 闭塞不通，身痛体重：《灵枢·病传》无此八字。

⑨ 六：《灵枢·病传》作"二"。

⑩ 后：《灵枢·病传》无此字。

⑪ 约：《灵枢·经脉》作"纳"。

却循颐后下廉出大迎，循颊车，上耳前，过客主人，循发际，至额颅。其支者，从大迎前下人迎，循喉咙，入缺盆，下膈，属胃，络脾。其直者，从缺盆下乳内廉，下侠脐，入气街中。其支者，起胃下口①，循腹里，下至气街中而合，以下髀关，抵伏兔，下入膝膑中，下循胻②外廉，下足跗，入中指内间。其支者，下膝③三寸而别，以下入中指外间。其支者，别跗上，入大指间，出其端。是动则病，悽悽④然振寒，善伸，数欠，颜黑。病至则⑤恶人与火，闻木音则惕然而惊，心动，欲⑥独闭户牖而处，甚则欲上高而歌，弃衣而走，贲响腹胀，是为骭－作骬厥。是主血血－作胃所生病者，狂，疟，－作瘛。温淫汗出，鼽衄，口㖞，唇紧⑦，颈肿，喉痹，大腹水肿，膝膑痛⑧，循膺、乳、街⑨、股、伏兔、骭外廉、足跗上皆痛，中指不用。气盛，则身以前皆热；其有余于胃，则消谷善饥，溺色黄；气不足，则身以前皆寒栗；胃中寒，则胀满⑩。盛者，则人迎大三倍于寸口；虚者，则人迎反小于寸口也。

肺手太阴经病证第七

肺气虚，则鼻息利⑪，少气；实则喘喝，胸凭⑫仰息。肺气虚，则梦见白物，见人斩血藉藉。得其时，则梦见兵战。肺气盛，则梦恐惧哭泣。厥气客于肺，则梦飞扬，见金铁之器⑬奇物。

病在肺⑭，下晡慧，日中甚，夜半静。

病先发于肺，喘咳⑮。三日之肝，胁痛支满⑯；一日之脾，闭塞不通，身痛体重⑰；五日之胃，腹胀⑱。十日不已，死。冬日入，夏日出。

肺脉搏坚而长，当病唾血。其濡⑲而散者，当病漏⑳汗，漏，一作

---

① 起胃下口：《灵枢·经脉》作"起于胃口"。

② 胻：《灵枢·经脉》作"胫"。

③ 膝：《灵枢·经脉》作"廉"。

④ 悽悽然：《灵枢·经脉》作"洒洒"，义近。

⑤ 则：原无，据周本补。

⑥ 动欲：《灵枢·经脉》此二字互倒，作"欲动"。

⑦ 紧：《灵枢·经脉》作"胗"。

⑧ 痛：此上《灵枢·经脉》有"肿"字。

⑨ 街：此上《灵枢·经脉》有"气"字。

⑩ 满：此下《灵枢·经脉》有"为此诸病，盛则泻之，虚则补之，热则疾之，寒则留之，陷下则灸之，不盛不虚，以经取之"。

⑪ 利：《灵枢·本神》作"不利"。

⑫ 凭：廖本作"懑"；《灵枢·本神》作"盈"。三字义近。

⑬ 器：《灵枢·淫邪发梦》无。

⑭ 病在肺：《素问·脏气法时论》作"肺病者"。

⑮ 喘咳：《灵枢·病传》无此二字。

⑯ 胁痛支满：《灵枢·病传》无此四字。

⑰ 闭塞不通，身痛体重：《灵枢·病传》无此八字。

⑱ 腹胀：《灵枢·病传》无此二字。

⑲ 濡：《素问·脉要精微论》作"软"。

⑳ 漏：《素问·脉要精微论》作"灌"。

灌。至今不复散发。

肺脉沉之而数，浮之而喘，苦洗洗寒热，腹满，肠中热，小便赤，肩背痛，从腰已上汗出。得之房内，汗出当风。

白脉之至也，喘而浮大①，上虚下实，惊，有积气在胸中，喘而虚，名曰肺痹。寒热。得之因②醉而使内也。

肺中风者，口燥而喘，身运③而重，冒而肿胀。

肺中寒者，其人吐浊涕。

形寒寒饮④则伤肺，以其两寒相感，中外皆伤，故气逆而上行。肺伤者，其人劳倦，则咳唾血。其脉细紧浮数，皆吐血。此为躁扰嗔怒得之，肺伤气拥所致。

肺胀者，虚而满喘，咳逆倚息，目如脱状，其脉浮⑤。

肺水者，其人身体重，而小便难⑥，时时大便鸭溏。

肝乘肺，必作虚满⑦。

脉奕而弱。弱反在关，奕反在颠；浮反在上，弱反在下。浮则为阳，弱则血不足，必弱为虚。浮弱自别，浮则自出，弱则为入；浮则为出不入，此为有表无里；弱则为入不出，此为无表有里；阳出极汗，齐腰而还，此为无表有里，故名曰厥阳。在当汗出不汗出。

趺阳脉浮缓，少阳微紧，微为血虚，紧为微寒，此为鼠乳，其病属肺。

肺之积，名曰息贲。在右胁下，覆大如杯。久久不愈，病洒洒⑧寒热，气逆⑨喘咳，发肺痈⑩，以春甲乙日得之，何也⑪? 心病传肺，肺当传肝，肝适以春王，王者不受邪，肺复欲还心，心不肯受，因留结为积。故知息贲以春⑫得之。

肺病，其色白，身体俱寒，无热，时时咳，其脉微迟，为可治，宜服五味子大补肺汤、泻肺散。春当刺少商，夏刺鱼际，皆⑬泻之；季夏刺太渊，秋刺经渠，冬刺尺泽，皆补之。又当灸膻中百壮，背第三椎二十五壮。

---

① 大：《素问·五脏生成篇》无。

② 因：《素问·五脏生成篇》无。

③ 运：头眩，有天旋地转感。

④ 寒饮：廖本作"饮冷"。

⑤ 逆倚息……其脉浮：《灵枢·胀论》无此十字。

⑥ 其人身体重，而小便难：《金匮要略》卷中《水气病脉证并治》作"其身肿，小便难"。

⑦ 满：原版蚀脱，据仿宋本、周本等补。

⑧ 病洒洒：《难经·五十六难》作"令人洒淅"。

⑨ 气逆：《难经·五十六难》无此二字。

⑩ 痈：《难经·五十六难》作"壅"。

⑪ 何也：《难经·五十六难》作"何以言之"。

⑫ 春：此下《难经·五十六难》有"甲乙日"三字。

⑬ 皆：原作"背"，形近之误，据仿宋本、周本改。

肺病者，必喘咳逆气，肩息①，背痛，汗出，尻、阴、股、膝挛②，髀、腨、胻、足皆痛。虚则少气，不能报息，耳聋，嗌乾。取其经，手太阴、足太阳之外，厥阴内少阴血者。

邪在肺，则③皮肤痛，发寒热，上气，气喘，汗出，咳动肩背。取之膺中、外输，背第三椎之傍④，以手痛⑤按之快然，乃刺之。取之缺盆中，以越之。

手太阴之脉起于中焦，下络大肠，还循胃口，上膈，属肺，从肺系横出腋下，下循臑内，行少阴心主之前，下肘中，后循臂内上骨下廉，入寸口，上鱼，循鱼际，出大指之端。其支者，从腕后直⑥次指内廉出其端。是动则病，肺胀满，膨膨而喘咳，缺盆中痛，甚则交两手而瞀，是为臂厥。是主肺所生病者，咳，上气，喘喝⑦，烦心，胸满，臑臂内前廉痛，掌⑧中热。气盛有余，则肩背痛，风，汗出⑨，小便数而欠。气虚则肩背痛，寒，少气不足以息，溺色变，卒遗失无度⑩。盛者，则寸口大三倍于人迎；虚者，则寸口反小于人迎也。

手太阴之别，名曰列缺，起于腋下⑪—云腕上分间，别走阳明。其别者⑫，并太阴之经，直入掌中，散入于鱼际。其⑬实，则手锐掌起⑭；虚，则欠咳，小便遗数。取之去腕一寸半⑮。

肺病，身当有热，咳嗽短气，唾出脓血，其脉当短涩，今反浮大，其色当白，而反赤者，此是火之克金，为大逆，十死不治。

大肠手阳明经病证第八

大肠病者，肠中切痛而鸣濯濯。冬日重感于寒，则泄，当脐而痛，不能久立。与胃同候。取巨虚上廉。

肠中雷鸣，气上冲胸，喘不能久立，邪在大肠。刺肓之原、巨虚上廉、三里。

---

① 必喘咳逆气，肩息：《素问·脏气法时论》无"必""息"，连下句读。"逆"，《诸病源候论》卷十五《肺病候》作"上"。

② 挛：《素问·脏气法时论》无。

③ 则：此下《灵枢·五邪》有"病"字。

④ 背第三椎之傍：《灵枢·五邪》作"背三节五脏之旁"。

⑤ 痛：《灵枢·五邪》作"疾"。

⑥ 直：此下《灵枢·经脉》有"出"字。

⑦ 喝：《灵枢·经脉》作"渴"。

⑧ 掌：此前《灵枢·经脉》有"厥"字。

⑨ 风，汗出：《灵枢·经脉》作"风寒，汗出，中风。"

⑩ 卒遗失无度：《灵枢·经脉》无此四字。此下另有"为此诸病，盛则泻之，虚则补之，热则疾之，寒则留之，陷下则灸之，不盛不虚，以经取之"。

⑪ 下：《灵枢·经脉》作"上"。

⑫ 别走阳明。其别者：《灵枢·经脉》无此七字。

⑬ 其：此下《灵枢·经脉》有"病"字。

⑭ 起：《灵枢·经脉》作"热"。

⑮ 一寸半：《灵枢·经脉》作"半寸，别走阳明也。"

大肠有寒，鹜溏①；有热，便肠垢。

大肠有宿食，寒栗发热，有时如疟状。

大肠胀者，肠鸣而痛，寒则泄食不化②。

厥气客于大肠，则梦田野。

手阳明之脉，起于大指次指之端外侧③，循指上廉，出合谷两骨之间，上入两筋之中，循臂上廉，上入肘后④廉，循臑外前廉，上肩，出髃骨之前廉，上出柱骨之会上，下入缺盆，络肺，下膈，属大肠。其支者，从缺盆直入⑤，上颈，贯颊，入下齿缝⑥中，还出侠口，交人中，左之右，右之左，上侠鼻孔。是动则病，齿痛，颈肿。是主津⑦所生病者，目黄，口干，鼽衄，喉痹，肩前臑痛，大指次指痛不用。气盛⑧有余，则当脉所过者热肿；虚，则寒栗不复⑨。盛者，则人迎大三倍于寸口；虚者，则人迎反小于寸口也。

肾足少阴经病证第九

肾气虚，则厥逆；实，则胀满，四肢正黑。肾气虚，则梦见舟船溺人，得其时⑩，梦伏水中，若有畏怖。肾气盛，则梦腰脊两解不相⑪属。厥气客于肾，则梦临渊，没居水中。

病在肾⑫，夜半慧，日乘⑬四季甚，下晡静。

病先发于肾，少腹腰脊痛，胻酸⑭。三日之⑮膀胱，背膂筋痛，小便闭⑯；二⑰日上之心，心痛⑱；三日之小肠，胀⑲；四⑳日不已，死。冬大晨㉑，夏晏晡。

肾脉搏坚而长，其色黄而赤，

---

① 鹜溏：此上《金匮要略》卷中《五脏风寒积聚病脉证并治》有"多"字。

② 肠鸣而痛，寒则泄食不化：《灵枢·胀论》作"肠鸣而痛濯濯，冬日重感于寒，则飧泄不化。"

③ 外侧：《灵枢·经脉》无此二字。

④ 后：仿宋本、吴本、杨本、周本等作"外"字。

⑤ 直入：《灵枢·经脉》无此二字。

⑥ 缝：《灵枢·经脉》无。

⑦ 津：此下《灵枢·经脉》有"液"字。

⑧ 盛：《灵枢·经脉》无。

⑨ 复：此下《灵枢·经脉》有"为此诸病，盛则泻之，虚则补之，热则疾之，寒则留之，陷下则灸之，不盛不衰，以经取之"诸句。

⑩ 时：原脱，据仿宋本、周本及上文诸脏病证体例补。

⑪ 相：《灵枢·淫邪发梦》无。

⑫ 病在肾：《素问·脏气法时论》作"肾病者。"

⑬ 日乘：《素问·脏气法时论》无此二字。

⑭ 少腹腰脊痛，胻酸：《灵枢·病传》无此字句。

⑮ 之：《灵枢·病传》作"而之膂"。

⑯ 背膂筋痛，小便闭：《灵枢·病传》无此七字。

⑰ 二：《灵枢·病传》作"三"。

⑱ 心痛：《灵枢》无此二字。

⑲ 胀：《灵枢·病传》无。

⑳ 四：《灵枢·病传》作"三"。

㉑ 大晨：原作"大食"，形近之误，据仿宋本、周本、《素问·标本病传论》改。《灵枢·病传》作"早晨"。

当病折腰，其耎而散者，当病少血①。

肾脉沉之大而坚，浮之大而紧，苦②手足骨肿，厥而阴不兴，腰脊痛，小腹肿，心下有水气，时胀闭，时泄，得之浴水中，身未干而合房内，及劳倦发之。

黑脉之至也，上坚而大，有积气在小腹与阴，名曰肾痹。得之沐浴清水而卧。

凡有所用力举重，若入房过度，汗出如浴水，则伤肾。

肾胀者，腹满引背，央央然，腰髀痛。

肾水者，其人腹大脐肿，腰重痛，不得溺，阴下湿如牛鼻头汗，其足逆寒，大便反坚③。

肾着之为病，从腰以下冷，腰④重如带五千钱。

肾着之病，其人身体重，腰中冷如冰状⑤，一作：如水洗状；一作：如坐水中，形如水状。反不渴，小便自利，食饮如故，是其证也⑥。病属下焦。从⑦身劳汗出，衣里冷湿故⑧，久久得之。

肾之积，名曰奔豚。发于少腹，上至心下，如豚奔走之状，上下无时⑨，久久不愈，病喘逆⑩，骨痿，少气，以夏丙丁日得之，何也⑪？脾病传肾，肾当传心，心适以夏王，王者不受邪，肾复欲还脾，脾不肯受，因留结为积。故知奔豚以夏⑫得之。

水流夜疾，何以故？师曰：土休，故流疾而有声，人亦应之，人夜卧，则脾不动摇，脉为之数疾也。

肾病，其色黑，其气虚弱，吸吸少气，两耳苦聋，腰痛，时时失精，饮食减少，膝以下清。其脉沉滑而迟，此为可治。宜服内补散、建中汤、肾气丸、地黄煎。春当刺涌泉，秋刺伏留，冬刺阴谷，皆补之，夏补之⑬；夏刺然谷，季夏刺大溪，皆泻之。又当灸京门五十壮，背第十四椎百壮。

———————

① 血：此下《素问·脉要精微论》有"至今不复也"句。

② 苦：原作"若"，形误，据仿宋本、周本等改。

③ 大便反坚：《金匮要略》卷中《水气病脉证并治》作"面反瘦"。

④ 腰：《金匮要略》卷中《五脏风寒积聚病脉证并治》作"腹"。

⑤ 如冰状：《金匮要略》卷中《五脏风寒积聚病脉证并治》作"如坐水中，形如水状"。

⑥ 是其证也：《金匮要略》卷中《五脏风寒积聚病脉证并治》无此句。

⑦ 从：《金匮要略》卷中《五脏风寒积聚病脉证并治》无。

⑧ 故：《金匮要略》卷中《五脏风寒积聚病脉证并治》无。

⑨ 如豚奔走……无时：《难经·五十六难》作"若豚状，或上或下无时"。

⑩ 久久不愈，病喘逆：《难经·五十六难》作"久久已，令人喘逆"。

⑪ 何也：《难经·五十六难》作"何以言之"。

⑫ 夏：此下《难经·五十六难》有"丙丁日"三字。

⑬ 夏补之：仿宋本、吴本、周本无此三字。

肾病者，必腹大，胫肿痛①，喘咳，身重，寝汗出，憎风。虚即胸中痛，大腹、小腹痛，清厥，意不乐。取其经，足少阴、太阳血者。

邪在肾，则骨痛，阴痹。阴痹者，按之而不得，腹胀，腰痛，大便难，肩背颈项强②痛，时眩。取之涌泉、昆仑，视有血者，尽取之。

足少阴之脉，起于小指之下，斜趣③足心，出然骨④之下，循内踝之后，别入跟中，以上腨内，出腘中⑤内廉，上股内后廉，贯脊属肾，络膀胱。其直者，从肾上贯肝膈，入肺中，循喉咙，侠舌本。其支者，从肺出络心，注胸⑥中。是动则病，饥而不欲食，面黑如炭色⑦，一作地色。咳唾则有血，喉鸣⑧而喘，坐而欲起，目䀮䀮无所见，心悬若饥状，气不足，则善恐，心惕惕若人将捕之，是为骨厥。一作痿。是主肾所病者，口热，舌干，咽肿，上气，嗌干及痛，烦心，心痛，黄疸，肠澼，脊股内后廉痛，痿厥，嗜卧，足下热而痛⑨。灸则强食而生害⑩，一作肉。缓带被发，大杖重履而步。盛者，则寸口大再倍于人迎；虚者，则寸口反小于人迎也。

足少阴之别，名曰大钟。当踝后绕跟，别走太阳。其别者，并经上走于心包，下贯腰脊。其病气逆则烦闷，实则闭癃，虚则腰痛。取之所别。

肾病，手足逆冷，面赤目黄，小便不禁，骨节烦疼，少腹结痛，气冲于心，其脉当沉细而滑，今反浮大，其色当黑而反黄，此是土之克水，为大逆，十死不治。

膀胱足太阳经病证第十

膀胱病者，小腹偏肿而痛，以手按之，则欲小便而不得，肩上热。若脉陷，足小指外侧及胫踝后皆热。若脉陷者，取委中⑪。

膀胱胀者，少腹满而气癃。

病先发于膀胱者，背膂筋痛，小便闭⑫。五日之肾，小腹腰脊痛，

---

① 必腹大，胫肿痛：《素问·脏气法时论》作"腹大，胫肿"；《诸病源候论》卷十五《肾病候》作"飧泄，体肿"。

② 强：《灵枢·五邪》无。

③ 斜趣：《灵枢·经脉》作"邪走"，义近。

④ 然骨：《灵枢·经脉》作"然谷"。

⑤ 中：《灵枢·经脉》无，义长。

⑥ 胸：《灵枢·经脉》作"胃"。

⑦ 面黑如炭色：《灵枢·经脉》作"面如漆柴"。

⑧ 喉鸣：《灵枢·经脉》作"喝喝"。

⑨ 痛：此下《灵枢·经脉》有"为此诸病，盛则泻之，虚则补之，热则疾之，寒则留之，陷下则灸之，不盛不虚，以经取之"诸句。

⑩ 生害：《灵枢·经脉》《甲乙经》卷二《十二经脉络脉支别》作"生肉"；《太素》卷八《经脉》作"生食"；《千金要方》卷十九《肾脏脉论》作"生灾"。诸说当以"生肉"为切。

⑪ 中：此下《灵枢·邪气脏腑病形》有"央"字。

⑫ 背膂筋痛，小便闭：《灵枢·病传》无此句。

胫酸①；一日之小肠，胀②；一日之脾③，闭塞不通，身痛体重④；二日不已，死。冬鸡鸣，夏下晡。一云日夕。

厥气客于膀胱，则梦游行。

足太阳之脉，起于目内眦，上额交巅上。其支者，从巅至耳上角。其直者，从巅入络脑，还出别下项，循肩膊内，侠脊抵腰中，入循膂，络肾，属膀胱。其支者，从腰中下会于后阴，下贯臀⑤，入腘中。其支者，从膊⑥内左右，别下贯髀⑦，一作肺。过髀枢，循髀外后廉，过一本下合腘中，以下贯腨内，出外踝之后，循京骨至小指外侧。是动则病，冲头痛，目似脱，项似拔，脊痛，腰似折，髀不可以曲，腘如结，腨如列，是为踝厥。是主筋所生病者，痔，疟，狂，颠疾，头脑⑧顶痛，目黄，泪出，鼽衄，项、背、腰、尻、腘、腨、脚皆痛，小指不用⑨。盛者，则人迎大再倍于寸口；虚者，则人迎反小于寸口也。

三焦手少阳经病证第十一

三焦病者，腹胀气满，小腹尤坚，不得小便，窘急。溢则为⑩水，留则为胀，候在足太阳之外大络，在⑪太阳、少阳之间。赤⑫见于脉，取委阳。

少腹病肿，不得小便，邪在三焦，约取太阳大络。视其结脉与厥阴小络⑬，结而血者，肿上及胃管，取三里。

三焦胀者，气满于皮肤，殻殻然而坚，不疼⑭。

热在上焦，因咳为肺痿；热在中焦，因坚⑮；热在下焦，因溺血。

手少阳之脉，起于小指次指之端，上出两指之间，循手表腕，出臂外两骨之间，上贯肘，循臑外，上肩而交出足少阳之后，入缺盆，交⑯膻中，散络⑰心包，下膈，遍属三焦。其支者，从膻中，上出缺盆，

————

① 小腹腰脊痛，胫酸：《灵枢·病传》无此句。

② 胀：《灵枢·病传》无。

③ 脾：《灵枢·病传》作"心"。

④ 闭塞不通，身痛体重：《灵枢·病传》无此句。

⑤ 会于后阴，下贯臀：《灵枢·经脉》作"挟脊，贯臀"。

⑥ 膊：《灵枢·经脉》作"髆"，义同。

⑦ 贯髀：《灵枢·经脉》作"贯胛，挟脊内"。

⑧ 脑：《灵枢·经脉》作"囟"。

⑨ 用：此下《灵枢·经脉》有"为此诸病，盛则泻之，虚则补之，热则疾之，寒则留之，陷下则灸之，不盛不虚，以经取之"。

⑩ 为：《灵枢·邪气脏腑病形》无。

⑪ 在：此上《灵枢·邪气脏腑病形》有"大络"二字。

⑫ 赤：周本作"亦"。

⑬ 邪在……厥阴小络：廖本、朱本、张本作"取脉与厥阴小络"。

⑭ 殻殻然而坚，不疼：《灵枢·胀论》《诸病源候论》卷十五《三焦病候》作"轻轻然而不牢"；《太素》卷二十九《胀论》作"壳壳然而不坚"，无"不疼"二字。

⑮ 坚：此上仿宋本、吴本、周本有"腹"字。

⑯ 交：《灵枢·经脉》作"布"。

⑰ 络：《灵枢·经脉》作"落"。

上项，侠①耳后，直上出耳上角，以屈下额②，一作颊。至顿。其支者，从耳后，入耳中，出走耳前，过客主人前，交颊，至目兑眦。是动则病，耳聋，浑浑③焞焞，嗌肿，喉痹。

是主气所生病者，汗出，目兑眦痛，颊肿④，耳后、肩、臑、肘、臂外皆痛，小指次指不用⑤。盛者，则人迎大一倍于寸口；虚者，则人迎反小于寸口也。

---

① 侠：《灵枢·经脉》作"系"。

② 额：《灵枢·经脉》作"颊"。

③ 浑浑：原作"辉辉"，据《灵枢·经脉》改。

④ 肿：《灵枢·经脉》作"痛"。

⑤ 用：此下《灵枢·经脉》有"为此诸病，盛则泻之，虚则补之，热则疾之，寒则留之，陷下则灸之，不盛不虚，以经取之"。

脉经卷第七

朝散大夫守光禄卿直秘阁判登闻检院上护军 臣 林亿 等类次

病不可发汗证第一

少阴病，脉细沉数，病为在里，不可发其汗。

脉浮而紧，法当身体疼痛，当以汗解。假令尺中脉迟者，不可发其汗，何以知然？此为荣气不足，血微少故也。

少阴病，脉微，一作濡而微弱。不可发其汗，无阳故也。

脉濡而弱，弱反在关，濡反在颠，微反在上，涩反在下，微则阳气不足，涩则无血。阳气反微，中风汗出，而反躁烦；涩则无血，厥而且寒。阳微发汗，躁不得眠。

动气在右，不可发汗，发汗则衄而渴，心苦烦，饮即吐水。

动气在左，不可发汗，发汗则头眩，汗不止，筋惕肉润。

动气在上，不可发汗，发汗则气上冲，正在心端。

动气在下，不可发汗，发汗则无汗，心中大烦，骨节苦疼，目运，

恶寒，食即反吐，谷不得前。一云：谷不消化。

咽中闭塞，不可发汗，发汗则吐血，气微绝，手足逆冷，欲得蜷卧，不能自温。

诸脉数动微弱，并不可发汗，发汗则大便难，腹中干，一云：小便难，胞中干。胃燥而烦①。

脉濡而弱，弱反在关，濡反在颠，弦反在上，微反在下，弦为阳运，微为阴寒，上实下虚，意欲得温。微弦为虚，不可发汗，发汗则寒栗，不能自还。咳者则剧，数吐涎沫，咽中必干，小便不利，心中饥烦，晬时而发。其形似疟，有寒无热，虚而寒栗。咳而发汗，蜷而苦满，满，一作心痛。腹中复坚。

厥②，不可发汗，发汗则声乱咽

---

① 烦：此下原有"其形相象，根本异源"八字，错简，据周本移至本节下文"伤寒有五，皆热病之类也"之后。

② 厥：此下《伤寒论·辨不可发汗病脉证并治》有"脉紧"二字。

嘶，舌痿，谷①不得前。

诸逆发汗，微者难愈，剧者言乱，睛眩者死，命将难全。

太阳病，得之八九日，如疟状，发热而恶寒，热多寒少，其人不呕，清便续自可，一日再三发，其脉微而恶寒，此为阴阳俱虚，不可复发汗也。

太阳病，发热恶寒，热多寒少，脉微弱，则无阳也，不可复发其汗。

咽干燥者，不可发汗。

亡血家，不可攻其表②，汗出则寒栗而振。

衄家，不可攻其表，汗出必额上陷，脉急紧③，直视而不能眴，不得眠。

汗家，重发其汗，必恍惚心乱，小便已，阴疼，可与禹余粮丸。

淋家，不可发汗，发其汗，必便血。

疮家，虽有身疼，不可攻其表，汗出则痓。一作痉，下同。

冬时发其汗，必吐利，口中烂，生疮。

下利清谷，不可攻其表，汗出必胀满。

咳而小便利，若失小便，不可攻其表，汗出则厥逆冷。汗出多极④，发其汗，亦坚。

伤寒一二日至四五日，厥者必发热，前厥者后必热，厥深者热亦深，厥微者热亦微。厥应下之，而反发其汗，必口伤烂赤。

病人脉数，数为有热，当消谷引食。反吐者，医发其汗，阴微，膈气虚，脉则为数，数为客阳，不能消谷，胃中虚冷，故令吐也。

伤寒四五日，其脉沉，烦而喘满。脉沉者，病为在里，反发其汗，津液越出，大便为难，表虚里实，久则谵语。

伤寒头痛，翕翕发热，形象中风，常微汗出，又自呕者，下之益烦心，懊憹如饥，发汗则致痓，身强难以屈伸，熏之则发黄，不得小便，久则发咳唾。

太阳病，发其汗，因致痓。

伤寒，脉弦细，头痛，而反发热，此属少阳。少阳不可发其汗。

太阳与少阳并病，头项强痛，或眩冒，时如结胸，心下痞坚者，不可发其汗。

少阴病，咳而下利，谵语者，此被火气劫故也。小便必难，以强责少阴汗也。

少阴病，但厥无汗，而强发之，必动其血。未知从何道出，或从口鼻，或从目出一作耳目者，是为下厥

---

① 谷：《伤寒论·辨不可发汗病脉证并治》作"声"。

② 亡血家不可攻其表：《伤寒论·辨不可发汗病脉证并治》作"亡血，不可发汗"。

③ 汗出必额上陷脉急紧：原作"汗出必额陷脉上促急而紧"，据《伤寒论·辨不可发汗病脉证并治》《金匮要略》卷中《惊悸吐衄下血胸满瘀血病脉证治》改。

④ 极：仿宋本、吴本、周本作"坚"。

上竭，为难治。

伤寒有五，皆热病之类也。其形相象，根本异源①。同病异名，同脉异经。病虽俱伤于风，其人自有痼疾，则不得同法。其人素伤于风，因复伤于热，风热相薄，则发风温，四肢不收，头痛身热，常汗出不解，治在少阴、厥阴，不可发汗。汗出谵言独语，内烦，躁扰不得卧，善惊，目乱无精。治之复发其汗，如此者，医杀之也。

伤寒湿温，其人常伤于湿，因而中暍，湿热相薄，则发湿温，病苦两胫逆冷，腹满叉胸，头目痛苦，妄言，治在足太阴，不可发汗，汗出必不能言，耳聋，不知痛所在，身青，面色变，名曰重暍。如此者死，医杀之也。右二首，出《医律》。

病可发汗证第二

大法，春夏宜发汗。

凡发汗，欲令手足皆周至，漐漐一时间益佳，但不欲如水流离②。若病不解，当重发汗。汗多则亡阳，阳虚不得重发汗也。

凡服汤药发汗，中病便止，不必尽剂也。

凡云可发汗而无汤者，丸散亦可用。要以汗出为解，然不如汤随证良。

太阳病，外证未解，其脉浮弱，当以汗解，宜桂枝汤。

太阳病，脉浮而数者，可发其汗，属桂枝汤证。

阳明病，脉迟，汗出多，微恶寒，表为未解，可发其汗，属桂枝汤。

夫病脉浮大，问病者，言但便③坚耳。设利者为虚④，大逆。坚为实，汗出而解，何以故？脉浮，当以汗解。

伤寒，其脉不弦紧而弱，弱者必渴。被火，必谵语。弱者，发热脉浮，解之，当汗出愈。

病者烦热，汗出即解，复如疟状，日晡所发热，此属阳明。脉浮虚者，当发其汗，属桂枝汤证。

病常自汗出，此为荣气和。荣气和而外不解，此卫不和也。荣行脉中，为阴，主内；卫行脉外，为阳，主外。复发其汗，卫和则愈，属桂枝汤证。

病人脏无他病，时发热，自汗出而不愈，此卫气不和也。先其时发汗即愈，属桂枝汤证。

脉浮而紧，浮则为风，紧则为寒；风则伤卫，寒则伤荣；荣卫俱病，骨节烦疼，可发其汗，宜麻

① 其形相象根本异源：此八字原错简于上文"诸脉数动微弱"条文末，据周本乙正。
② 离：《伤寒论·辨可发汗病脉证并治》作"漓"，义同。
③ 便：原无，据仿宋本、周本补。
④ 虚：《伤寒论·辨可发汗病脉证并治》无此字，连下句读。

黄汤。

太阳病不解，热结膀胱，其人如狂[①]，血必自下，下者即愈。其外未解者，尚未可攻，当先解其外，属桂枝汤证。

太阳病，下之微喘者，表未解故也，属桂枝加厚朴杏子汤证。

伤寒，脉浮紧，不发其汗，因衄，属麻黄汤证。

阳明病，脉浮无汗，其人必喘，发其汗则愈，属麻黄汤证。

太阴病，脉浮者，可发其汗，属桂枝汤证。

太阳病，脉浮紧，无汗而发热，其身疼痛，八九日不解，表候续在，此当发其汗，服汤微除，发烦目瞑，剧者必衄，衄乃解。所以然者，阳气重故也。属麻黄汤证。

脉浮者，病在表，可发其汗，属桂枝汤证。一云：麻黄汤。

伤寒，不大便六七日，头痛有热，与承气汤，其大便反青[②]，一作：小便清者。此为不在里，故在表也。当发其汗。头痛者，必衄，属桂枝汤证。

下利后，身体疼痛，清便自调，急当救表，宜桂枝汤。

太阳病，头痛发热，汗出恶风，若恶寒，属桂枝汤证。

太阳中风，阳浮而阴濡[③]弱。浮者，热自发；濡弱者，汗自出。啬啬恶寒，淅淅恶风，翕翕发热，鼻鸣干呕，属桂枝汤证。

太阳病，发热汗出，此为荣弱卫强，故使汗出。欲救邪风，属桂枝汤证。

太阳病，下之，气上冲，可与桂枝汤；不冲，不可与之。

太阳病，初服桂枝汤，而反烦不解者，法当先刺风池、风府，却与桂枝汤则愈。

烧针令其汗，针处被寒，核起而赤者，必发贲豚。气从少腹上冲心者，灸其核上一壮，与桂枝加桂汤。

太阳病，项背强几几，反汗出恶风，属桂枝加葛根汤。

太阳病，项背强几几，无汗恶风，属葛根汤。

太阳与阳明合病，而自利不呕者，属葛根汤证。

太阳与阳明合病，不下利，但呕，属葛根加半夏汤。

太阳病，桂枝证，医反下之，遂利不止，其脉促者，表未解，喘而汗出，属葛根黄芩黄连汤。

太阳病，头痛发热，身体疼，腰痛，骨节疼痛，恶风，无汗而喘，属麻黄汤证。

太阳与阳明合病，喘而胸满，

---

① 狂：原作强，据仿宋本、周本、《伤寒论·辨太阳病脉证并治》改。

② 大便反青：《伤寒论·辨太阳病脉证并治》作"小便清者"。

③ 濡：《伤寒论·辨太阳病脉证并治》无此字。

不可下也，属麻黄汤证。

太阳中风，脉浮紧，发热恶寒，身体疼痛，不汗出而烦躁，头痛，属大青龙汤。脉微弱，汗出恶风，不可服之，服之则厥，筋惕肉瞤，此为逆也。

伤寒，脉浮缓，其身不疼，但重，乍有轻时，无少阴证者，大青龙汤发之。

伤寒，表不解，心下有水气，干呕，发热而咳，或渴，或利，或噎，或小便不利，小腹满，或微喘，属小青龙汤。

伤寒，心下有水气，咳而微喘，发热不渴，服汤已而渴者，此寒去，为欲解，属小青龙汤证。

阳明中风，脉弦浮大而短气，腹都满，胁下及心痛，久按之，气不通，一作：按之不痛。鼻干，不得汗，嗜卧，一身及目悉黄，小便难，有潮热，时时哕，耳前后肿，刺之小差。外不解，病过十日，脉续浮，与小柴胡汤。但浮，无余证，与麻黄汤。不溺，腹满加哕，不治。

太阳病，十日以去，脉浮细，嗜卧，此为外解。设胸满胁痛，与小柴胡汤。脉浮者，属麻黄汤证。

中风，往来寒热，伤寒五六日以后，胸胁苦满，嘿嘿不欲饮食，烦心，喜呕，或胸中烦而不呕，或渴，或腹中痛，或胁下痞坚，或心中悸，小便不利，或不渴，外有微热，或咳者，属小柴胡汤。

伤寒四五日，身体热，恶风，颈项强，胁下满，手足温而渴，属小柴胡汤证。

伤寒六七日，发热，微恶寒，支节烦疼，微呕，心下支结，外证未去者，属柴胡桂枝汤。

少阴病，得之二三日，麻黄附子甘草汤微发汗。以二三日无证，故微发汗也。

脉浮，小便不利，微热，消渴，与五苓散，利小便，发汗。

病发汗以后证第三

二阳并病，太阳初得病时，发其汗，汗先出，复不彻，因转属阳明，续自微汗出，不恶寒。若太阳证不罢，不可下，下之为逆。如此者，可小发其汗。设面色缘缘正赤者，阳气怫郁在表，当解之，熏之。若发汗不大彻、不足言，阳气怫郁不得越，当汗而不汗，其人躁烦，不知痛处，乍在腹中，乍在四肢，按之不可得，其人短气，但坐，汗出而不彻故也，更发其汗即愈。何以知其汗不彻，脉涩故以知之。

未持脉时，病人叉手自冒心[①]。师因教试令咳，而不即咳者，此必两耳无所闻也。所以然者，重发其

---

① 心：原作"之"，形近之误。据仿宋本、吴本、周本、《伤寒论·辨发汗后病脉证并治》改。

汗，虚故也。

发汗后，饮水多者，必喘。以水灌之，亦喘。

发汗后，水药不得入口，为逆。若更发其汗，必吐下不止。

阳明病，本自汗出，医复重发其汗，病已差，其人微烦，不了了，此大便坚也，以亡津液，胃中干燥，故令其坚。当问小便日几行，若本日三四行，今日再行者，必知大便不久出，今为小便数少，津液当还入胃中，故知必当大便也。

发汗多，又复发其汗，此为亡阳。若谵语，脉短者，死；脉自和者，不死。

伤寒发其汗，身目为黄。所以然者，寒湿相搏在里，不解故也。

病人有寒，复发其汗，胃中冷，必吐蛔。

太阳病，发其汗，遂漏而不止，其人恶风，小便难，四肢微急，难以屈伸，属桂枝加附子汤。

服桂枝汤，大汗出，若脉但洪大，与桂枝汤；若其形如疟，一日再三①发，汗出便解，属桂枝二麻黄一汤。

服桂枝汤，大汗出，大烦渴不解，若脉洪大，属白虎汤。

伤寒，脉浮，自汗出，小便数，颇复②，仲景颇复字作心烦。微恶寒，而脚挛急，反与桂枝汤欲攻其表，得之便厥，咽干烦躁，吐逆，当作甘草干姜汤以复其阳。厥愈足温，更作芍药甘草汤与之，其脚即伸③，而胃气不和，谵语，可与承气汤④。重发其汗，复加烧针者，属四逆汤。

伤寒，发汗已解，半日许复烦，其脉浮数，可复发其汗，属桂枝汤证。

发汗后，身体疼痛，其脉沉迟，属桂枝加芍药生姜人参汤。

发汗后，不可更行桂枝汤，汗出而喘，无大热，可以麻黄杏子甘草石膏汤。

发汗过多已后，其人叉手自冒心，心下悸，而欲得按之，属桂枝甘草汤。

发汗后，其人脐下悸，欲作贲豚，属茯苓桂枝甘草大枣汤。

发汗后，腹胀满，属厚朴生姜半夏甘草人参汤。

发其汗不解，而反恶寒者，虚故也，属芍药甘草附子汤。不恶寒，但热者，实也，当和其胃气，宜小承气汤⑤。

太阳病，发汗，若大汗出，胃

---

① 三：《伤寒论·辨发汗后病脉证并治》无。

② 颇复：《伤寒论·辨发汗后病脉证并治》作"心烦"，因下文新校正已有校语，故不改。

③ 伸：原作"仲"，据仿宋本、周本、《伤寒论·辨发汗后病脉证并治》改。

④ 可与承气汤：《伤寒论·辨发汗后病脉证并治》作"少与调胃承气汤"。

⑤ 宜小承气汤：《伤寒论·辨发汗后病脉证并治》作"属调胃承气汤证"。

中躁烦不得眠，其人欲饮水，当稍饮之，令胃中和则愈。

发汗已，脉浮而数，复烦渴者，属五苓散。

伤寒，汗出而渴，属五苓散证。不渴，属茯苓甘草汤。

太阳病，发其汗，汗出不解，其人发热，心下悸，头眩，身𥧪而动，振振欲擗地，属真武汤。

伤寒，汗出，解之后，胃中不和，心下痞坚，干噫食臭，胁下有水气，腹中雷鸣而利，属生姜泻心汤。

伤寒，发热，汗出不解，后心中痞坚，呕而下利，属大柴胡汤。

太阳病三日，发其汗，不解，蒸蒸发热者，属于胃也，属承气汤①。

大汗出，热不去，内拘急，四肢疼，下利厥逆而恶寒，属四逆汤。

发汗多，亡阳，谵语者，不可下，与柴胡桂枝汤和其荣卫，以通津液，后自愈。

病不可吐证第四

太阳病，当恶寒而发热，今自汗出，反不恶寒发热，关上脉细而数，此医吐之过也。若得病一日二日吐之，腹中饥，口不能食；三日四日吐之，不喜糜粥，欲食冷食，朝食暮吐。此医吐之所致也，此为小逆。

太阳病吐之者，但太阳当恶寒，今反不恶寒，不欲近衣，此为吐之内烦也。

少阴病，饮食入则吐，心中温温欲吐，复不能吐，始得之，手足寒，脉弦迟，此胸中实，不可下。若膈上有寒饮，干呕者，不可吐，当温之。

诸四逆厥者，不可吐之，虚家亦然。

病可吐证第五

大法，春宜吐。

凡服汤吐，中病便止，不必尽剂也。

病如桂枝证，其头不痛，其项不强，寸口脉微细，胸中痞坚②，气上撞咽喉，不得息，此为胸有寒，当吐之。

病胸上诸实，胸中郁郁而痛，不能食，欲使人按之，而反有浊③唾，下利日十余行，其脉反迟，寸口微滑，此可吐之，吐之利即止。

少阴病，饮食入即吐，心中温温欲吐复不能吐，当遂吐之。

―――――

① 属承气汤：《伤寒论·辨发汗后病脉证并治》作"属调胃承气汤证"。

② 痞坚：《伤寒论·辨太阳病脉证并治》作"痞鞕"，《诸病源候论》卷七《伤寒候》作"愊牢"。

③ 浊：《伤寒论·辨可吐病脉证并治》作"涎"。

宿食在上管，当吐之。

病者手足厥冷，脉乍紧，邪结在胸中，心下满而烦，饥不能食，病在胸中，当吐之。

病不可下证第六

脉濡而弱，弱反在关，濡反在颠，微反在上，涩反在下。微则阳气不足，涩则无血。阳气反微，中风汗出，而反躁烦；涩则无血，厥而且寒，阳微不可下，下之则心下痞坚。

动气在右，不可下，下之则津液内竭，喉燥鼻干，头眩心悸。

动气在左，不可下，下之则腹里拘急，食不下，动气反剧，身虽有热，卧反①欲踡。

动气在上，不可下，下之则掌握热烦，身浮冷，热汗自泄②，欲水自灌。

动气在下，不可下，下之则腹满，卒起头眩，食则下清谷，心下痞坚。

咽中闭塞，不可下，下之则上轻下重，水浆不下，卧则欲踡，身体急痛，复下利日十数③行。

诸外实，不可下，下之则发微热，亡脉则厥，当脐握④热。

诸虚不可下，下之则渴。引⑤水者，易愈；恶水者，剧。

脉濡而弱，弱反在关，濡反在颠，弦反在上，微反在下。弦为阳

运，微为阴寒，上实下虚，意欲得温；微弦为虚，虚者不可下。微则为咳，咳则吐涎沫，下之咳则止而利不休，胸中如虫啮，粥入则出，小便不利，两胁拘急，喘息为难，颈背相牵，臂则不仁，极寒反汗出，躯冷若冰，眼睛不慧，语言不休，谷气多入，则为除中，口虽欲言，舌不得前。

脉濡而弱，弱反在关，濡反在颠，浮反在上，数反在下。浮则为阳虚，数则为无血，浮则为虚，数则生热。浮则为虚，自汗而恶寒；数则为痛，振而寒栗。微弱在关，胸下为急，喘汗⑥，不得呼吸。呼吸之中，痛在于胁，振寒相搏，其形如疟。医反下之，令脉急数发热，狂走见鬼，心下为痞，小便淋沥，少腹甚坚，小便血也⑦。

脉濡而紧，濡则阳气微，紧则荣中寒；阳微卫中风，发热而恶寒；荣紧胃气冷，微呕心内烦。医以为大热，解肌而发汗，亡阳虚烦躁，

----

① 反：仿宋本作"则"。

② 身浮冷热汗自泄：廖本、钱本、朱本、张本作"身浮热，冷汗自泄"。

③ 十数：《伤寒论·辨不可下病脉证并治》倒作"数十"。

④ 握：仿宋本、吴本、周本作"发"。

⑤ 引：《伤寒论·辨不可下病脉证并治》作"求"，义同。

⑥ 喘汗：仿宋本、吴本、杨本、朱本、张本作"喘满汗流"。

⑦ 也：周本作"出"。

心下苦痞坚，表里俱虚竭，卒起而头眩，客热在皮肤，怅怏不得眠，不知胃气冷，紧寒在关元，技巧无所施，汲水灌其身，客热应时罢，栗栗而振寒，重被而覆之，汗出而冒巅，体惕而又振，小便为微难，寒气因水发，清谷不容间，呕变反肠出，颠倒不得安，手足为微逆，身冷而内烦，迟欲从后救，安可复追还。

脉浮而大，浮为气实，大为血虚。血虚为无阴，孤阳独下阴部①，小便难，胞中虚。今反小便利，而大汗出，法卫家当微，今反更实，津液四射，荣竭血尽，干②烦不眠，血薄肉消，而成暴液。医复以毒药攻其胃，此为重虚。客阳去有期，必下如污泥而死。

跌阳脉迟而缓，胃气如经。跌阳脉浮而数，浮则伤胃，数则动脾。此非本病，医特下之所为也。

荣卫内陷，其数先微，脉反但浮，其人必坚③，气噫而除。何以言之？脾脉本缓，今数脉动脾，其数先微，故知脾气不治，大便坚，气噫而除。今脉反浮，其数改微，邪气独留，心中则饥，邪热不④杀谷，潮热发渴。数脉当迟缓，脉因前后，度数如前，仲景前字作法。病者则饥，数脉不时，则生恶疮。

脉数者，久数不止，止则邪结，正气不能复，正气却结于脏，故邪气浮之，与皮毛相得。脉数者，不可下，下之必烦，利不止。

少阴病，脉微，不可发其汗，无阳故也。阳已虚，尺中弱涩者，复不可下之。

脉浮大，应发其汗，医反下之，此为大逆。

脉浮而大，心下反坚，有热。属脏，攻之，不令微汗；属腑，不令溲数⑤，溲数则坚。汗多即愈，汗少便难，脉迟尚未可攻。

二阳并病，太阳初得病时，发其汗，汗先出，复不彻，因转属阳明，欲自汗出，不恶寒。若太阳证不罢，不可下，下之为逆。

结胸证，其脉浮大，不可下，下之即死。

太阳与阳明合病，喘而胸满，不可下之。

太阳与少阳并病，心下痞坚，颈项强而眩，勿下之。

诸四逆厥者，不可下之，虚家亦然。

病欲吐者，不可下之。

太阳病，有外证未解，不可下，下之为逆。

病发于阳，而反下之，热入，

① 孤阳独下阴部：仿宋本、吴本、周本作"气实为孤阳"。
② 干：周本作"虚"。
③ 坚：此上仿宋本、吴本、周本有"大便"二字，义长。
④ 不：周本无。
⑤ 不令溲数：此四字原脱，据周本补。

因作结胸。发于阴，而反下之，因作痞。痞脉浮坚而下之，紧反入里，因作痞。

夫病阳多者，热，下之则坚。

本虚，攻其热，必哕。

无阳，阴强而坚，下之必清谷而腹满。

太阴之为病，腹满而吐，食不下，下之益甚，腹时自痛，胸下结坚。

厥阴之为病，消渴，气上撞，心中疼热，饥而不欲食，甚者则欲吐，下之不肯止①。

少阴病，其人饮食入则吐，心中温温欲吐，复不能吐，始得之，手足寒，脉弦迟，此胸中实，不可下也。

伤寒五六日，不结胸，腹濡，脉虚，复厥者，不可下，下之亡血，死。

伤寒，发热，但头痛，微汗出。发其汗，则不识人；熏之则喘，不得小便，心腹满，下之则短气而腹满，小便难，头痛背强，加温针，则必衄。

伤寒，其脉阴阳俱紧，恶寒发热，则脉欲厥。厥者，脉初来大，渐渐小，更来渐大，是其候也。恶寒甚者，翕翕汗出，喉中痛。热多者，目赤，睛不慧。医复发之，咽中则伤。若复下之，则两目闭。寒多，清谷②；热多，便脓血。熏之，则发黄；熨之，则咽燥。小便利者，可救；难者，必危殆。

伤寒，发热，口中勃勃气出，头痛目黄，鼻衄不可制。贪水者，必呕；恶水者，厥，下之，咽中生疮。假令手足温者，下重③，便脓血，头痛目黄者，下之，目闭。贪水者，下之，其脉必厥，其声嘤，咽喉塞；发其汗，则战栗，阴阳俱虚。恶水者，下之，里冷不嗜食，大便完谷出；发其汗，口中伤，舌上胎滑④，烦躁，脉数实，不大便六七日，后必便血。复发其汗，小便即自利。

得病二三日，脉弱，无太阳柴胡证而烦躁，心下坚⑤，至四⑥日，虽能食，以承气汤少与，微和之，令小安。至六日，与承气汤一升。不大便六七日，小便少者，虽不大便，但头坚后溏，未定成其坚，攻之必溏。当须小便利，定坚，乃可攻之。

脏结无阳证，寒而不热，《伤寒论》云：不往来寒热。其人反静，舌上苔滑者，不可攻也。

---

① 甚者则欲吐下之不肯止：《伤寒论·辨不可下病脉证并治》作"食则吐蛔，下之利不止"。

② 清谷：此上《伤寒论·辨不可下病脉证并治》有"便"字。

③ 下重：此前《伤寒论·辨不可下病脉证并治》有"必"字。

④ 胎滑：《伤寒论·辨不可下病脉证并治》作"白胎"。

⑤ 坚：周本作"硬"，义同；《伤寒论·辨不可下病脉证并治》作"痞"。

⑥ 四：此下吴本、周本有"五"字。

伤寒呕多，虽有阳明证，不可攻之。

阳明病，潮热，微坚①，可与承气汤②。不坚，不可与。若不大便六七日，恐有燥屎，欲知之法，可少与小承气汤。腹中转失气者，此为有燥屎，乃可攻之。若不转失气者，此但头坚后溏，不可攻之，攻之必腹满不能食。欲饮水者，即哕③，其后发热者，必复坚④，以小承气汤和之。若不转失气者，慎不可攻之。

阳明病，身合⑤色赤者，不可攻也，必发热。色黄者，小便不利也。

阳明病，当心下坚满，不可攻之，攻之，遂利不止者，死；止者，愈。

阳明病，自汗出，若发其汗，小便自利，此为内竭⑥，虽坚不可攻之。当须自欲大便，宜蜜煎导而通之，若土瓜根及猪胆汁，皆可以导。

下利，其脉浮⑦大，此为虚，以强下之故也。设脉浮革，因尔肠鸣，属当归四逆汤。

病可下证第七

大法，秋宜下。

凡可下者，以汤胜丸散。中病便止，不必尽三服。

阳明病，发热，汗多者，急下之，属大柴胡汤。

少阴病，得之二三日，口燥咽干者，急下之，属承气汤⑧。

少阴病，六七日，腹满不大便者，急下之，属承气汤证。

少阴病，下利清水，色青⑨者，心下必痛，口干燥者，可下之，属大柴胡汤、承气汤证。

下利，三部脉皆平，按其心下坚者，可⑩下之，属承气汤证。

阳明与少阳合病而利⑪，脉不负者，为顺。负者，失也，互相刻贼，为负。

滑而数者，有宿食，当下之，属大柴胡汤、承气汤证。

伤寒后，脉沉，沉为内实，《玉函》云：脉沉实。沉实者下之。下之

---

① 微坚：《伤寒论·辨不可下病脉证并治》作"大便微硬者"。

② 承气汤：《伤寒论·辨不可下病脉证并治》作"大承气汤"。

③ 即哕：《伤寒论·辨不可下病脉证并治》作"与水则哕"。

④ 必复坚：《伤寒论·辨不可下病脉证并治》作"大便必复硬而少也"。

⑤ 合：吴本、周本作"汗"；黄本作"冷"。

⑥ 内竭：此上《伤寒论·辨不可下病脉证并治》有"津液"二字。

⑦ 浮：《伤寒论·辨不可下病脉证并治》无。

⑧ 承气汤：《伤寒论·辨可下病脉证并治》作"大承气汤"。本节下文"承气汤"未出注者，均为大承气汤。

⑨ 青：此上《伤寒论·辨可下病脉证并治》有"纯"字。

⑩ 可：《伤寒论·辨可下病脉证并治》作"急"。

⑪ 而利：《伤寒论·辨可下病脉证并治》作"必下利"。

解，属大柴胡汤证。

伤寒六七日，目中不了了，睛不和，无表里证，大便难，微热者，此为实。急下之，属大柴胡汤、承气汤证。

太阳病未解，其脉阴阳俱沉①，必先振②汗出解。但阳微者，先汗之而解；但阴微者，先下之而解，属大柴胡汤证。阴微，一作尺实。

脉双弦迟，心下坚，脉大而紧者，阳中有阴，可下之，属承气汤证。

结胸者，项亦强，如柔痉状，下之即和。

病者无表里证，发热七八日，虽脉浮数，可下之，属大柴胡汤证。

太阳病六七日，表证续在，其脉微沉，反不结胸，其人发狂，此热在下焦，少腹当坚而满，小便自利者，下血乃愈。所以然者，以太阳随经，瘀热在里故也。属抵当汤③。

太阳病，身黄，其脉沉结，少腹坚④，小便不利，为无血。小便自利，其人如狂者，血证谛，属抵当汤证。

伤寒有热，而少腹满，应小便不利，而反利者，此为血。当下之，属抵当丸证。

阳明病，发热而汗出，此为热越，不能发黄。但头汗出，其身无有⑤，齐颈而还；小便不利，渴引水浆。此为瘀热在里，身必发黄。属茵陈蒿汤。

阳明证，其人喜忘，必有畜血。所以然者，本有久瘀血，故令喜忘。虽坚，大便必黑⑥，属抵当汤证。

汗出而谵语者，有燥屎在胃中，此风也。过经乃可下之。下之若早，语言乱，以表虚里实故也。下之则愈，属大柴胡汤、承气汤证。

病者烦热，汗出即解，复如疟状，日晡所发者，属阳明。脉实者，当下之，属大柴胡汤、承气汤证。

阳明病，谵语，有潮热，而反不能食者，必⑦有燥屎五六枚。若能食者，但坚耳，属承气汤证。

太阳中风，下利呕逆，表解，乃可攻之。其人漐漐汗出，发作有时，头痛，心下痞坚满，引胁⑧下痛，呕⑨则短气，汗出，不恶寒，此

----

① 沉：仿宋本、吴本、杨本、周本、《伤寒论·辨可下病脉证并治》作"停"，谓脉来均匀和缓。

② 振：此下《伤寒论·辨可下病脉证并治》有"慄"字。

③ 汤：此上《伤寒论·辨可下病脉证并治》有"宜下之"三字。

④ 坚：《伤寒论·辨可下病脉证并治》作"硬满"。

⑤ 有：《伤寒论·辨可下病脉证并治》作"汗"。

⑥ 虽坚大便必黑：《伤寒论·辨可下病脉证并治》作"屎虽硬，大便反易，其色必黑"。

⑦ 必：《伤寒论·辨可下病脉证并治》作"胃中"。

⑧ 胁：原作"腰"，据仿宋本、吴本、周本、《伤寒论·辨可下病脉证并治》改。

⑨ 呕则：《伤寒论·辨可下病脉证并治》作"干呕"。

为表解里未和，属十枣汤。

太阳病不解，热结膀胱，其人如狂，血自下，下者即愈。其外未解，尚未可攻，当先解外。外解，小腹急结者，乃可攻之，属桃仁承气汤。

伤寒七八日，身黄如橘，小便不利，少腹微满，属茵陈蒿汤证。

伤寒十余日，热结在里，复往来寒热，属大柴胡汤证。

但结胸，无大热，此为水结在胸胁，头微汗出，与大陷胸汤。

伤寒六七日，结胸热实，其脉沉紧，心下痛，按之如石坚，与大陷胸汤。

阳明病，其人汗多，津液外出，胃中燥，大便必坚，坚者则谵语，属承气汤①证。

阳明病，不吐下而心烦者，可与承气汤②。

阳明病，其脉迟，虽汗出而不恶寒，其体一本作人必重，短气，腹满而喘，有潮热，如此者，其外为解，可攻其里。若手足濈然汗出者，此大便已坚，属承气汤。其热不潮，未可与承气汤。若腹满大而不大便者③，属小承气汤，微和胃气，勿令至大下。

阳明病，谵语，发潮热，其脉滑疾，如此者，属承气汤。因与承气汤一升，腹中转失气者，复与一升；如不转失气者，勿更与之。明日又不大便，脉反微涩者，此为里虚，为难治，不可更与承气汤。

二阳并病，太阳证罢，但发潮热，手足漐漐汗出，大便难而谵语者，下之愈，属承气汤证。

病人小便不利，大便乍难乍易，时有微热，喘冒不能卧者，有燥屎也，属承气汤④。

病发汗吐下以后证第八

师曰：病人脉微而涩者，此为医所病也。大发其汗，又数大下之，其人亡血，病当恶寒而发热，无休止时。夏月盛热，而与仲景作欲着复衣；冬月盛寒，而与仲景作欲裸其体。所以然者，阳微即恶寒，阴弱即发热，故仲景作医发其汗，使阳气微，又大下之，令阴气弱。五月之时，阳气在表，胃中虚冷，以阳气内微，不能胜冷，故与仲景作欲着复衣；十一月之时，阳气在里，胃中烦热，以阴气内弱，不能胜热，故与仲景作欲裸其体。又，阴脉迟涩，故知亡血。

太阳病三日，已发其汗，吐、下、温针而不解，此为坏病，桂枝

① 承气汤：《伤寒论·辨可下病脉证并治》作"小承气汤"。

② 承气汤：《伤寒论·辨可下病脉证并治》作"调胃承气汤"。

③ 若腹满大而不大便者：《伤寒论·辨可下病脉证并治》作"若腹大满不通者"。

④ 承气汤：《伤寒论·辨可下病脉证并治》作"大承气汤"。

复不中与也。观其脉证，知犯何逆，随证而治之。

脉浮数，法当汗出而愈，而下之，则身体重，心悸，不可发其汗，当自汗出而解。所以然者，尺中脉浮①，此里虚，须表里实，津液和，即自汗出愈。

凡病若发汗，若吐，若下，若亡血，无津液，而阴阳自和者，必自愈。

大下后，发汗，其人小便不利，此亡津液，勿治。其小便利，必自愈。

下以后，复发其汗，必振寒，又其脉微细。所以然者，内外俱虚故也。

太阳病，先下而不愈，因复发其汗，表里俱虚，其人因冒，冒家当汗出自愈。所以然者，汗出表和故也。表和，然后下之。

得病六七日，脉迟浮弱，恶风寒，手足温，医再三下之，不能多②多，一作食，其人胁下满③，面目及身黄，颈项强，小便难，与柴胡汤后，必下重，本④渴，饮水而呕，柴胡汤复不中与也，食谷者哕。

太阳病二三日，终不能卧，但欲起者，心下必结，其脉微弱者，此本寒也。而反下之，利止者，必结胸；未止者，四五日复重下之，此挟热利也。

太阳病，下之，其脉促，不结胸者，此为欲解；其脉浮者，必结胸；其脉紧者，必咽痛；其脉弦者，必两胁拘急；其脉细而数者，头痛未止；其脉沉而紧者，必欲呕；其脉沉而滑者，挟热利；其脉浮而滑者，必下血。

太阳少阳并病，而反下之，成结胸，心下坚，下利不复止，水浆不肯下，其人必心烦。

脉浮紧，而⑤下之，紧反入里，则作痞。按之自濡，但气痞耳。

伤寒吐下发汗，虚烦，脉甚微，八九日心下痞坚，胁下痛，气上冲咽喉，眩冒，经脉动惕者，久而成痿。

阳明病，不⑥能食，下之不解，其人不能食。攻其热必哕，所以然者，胃中虚冷故也。

阳明病，脉迟，食难用饱，饱即发烦头眩者，必小便难，此欲作谷疸。虽下之，其腹满如故耳。所以然者，脉迟故也。

太阳病，寸缓，关浮，尺弱，其人发热而汗出，复恶寒，不呕，但心下痞者，此为医下之也。

---

① 浮：仿宋本、吴本、周本作"微"。

② 多：据原书校语、《伤寒论·辨发汗吐下后病脉证并治》，此为"食"字之误。

③ 满：此下《伤寒论·辨发汗吐下后病脉证并治》有"痛"字。

④ 本：周本作"大"。

⑤ 而：此下《伤寒论·辨发汗吐下后病脉证并治》有"复"字。

⑥ 不：《伤寒论·辨发汗吐下后病脉证并治》无。

伤寒，大吐大下之，极虚，复极汗者，其人外气怫郁，复与之水，以发其汗，因得哕。所以然者，胃中寒冷也。

吐下发汗后，其人脉平而小烦者，以新虚不胜谷气故也。

太阳病，医发其汗，遂发热而恶寒，复下之，则心下痞。此表里俱虚，阴阳气并竭，无阳则阴独。复加火针，因而烦，面色青黄，肤瞤，如此者为难治。今面色微黄，手足温者，易愈。

服桂枝汤，下之，头项强痛，翕翕发热，无汗，心下满，微痛，小便不利，属桂枝去桂加茯苓术汤。

太阳病，先发其汗不解，而下之，其脉浮者，不愈。浮为在外，而反下之，故令不愈。今脉浮，故在外，当解其外则愈，属桂枝汤。

下以后，复发其汗者，则昼日烦躁不眠，夜而安静，不呕不渴，而无表证，其脉沉微，身无大热，属干姜附子汤。

伤寒，吐下发汗①后，心下逆满，气上撞胸，起即头眩，其脉沉紧。发汗即动经，身为振摇，属茯苓桂枝术甘草汤。

发汗吐②下以后，不解，烦躁，属茯苓四逆汤。

伤寒，发汗吐下后，虚烦不得眠。剧者。反覆颠倒，心中懊憹，属栀子汤；若少气，栀子甘草汤；若呕，栀子生姜汤③；若腹满，栀子厚朴汤。

发汗若下之，烦热，胸中塞者，属栀子汤④证。

太阳病，经过⑤十余日，心下温温欲吐，而胸中痛，大便反溏，其腹微满，郁郁微烦，先时自极吐下者，与承气汤⑥。不尔者，不可与。欲呕，胸中痛，微溏，此非柴胡汤证，以呕故，知极吐下也。

太阳病，重发其汗，而复下之，不大便五六日，舌上燥而渴，日晡所小有潮热，从心下至少腹坚满而痛不可近，属大陷胸汤。

伤寒五六日，其人已发汗，而复下之，胸胁满，微结，小便不利，渴而不呕，但头汗出，往来寒热，心烦，此为未解，属柴胡桂枝干姜汤。

伤寒，汗出若吐下，解后，心下痞坚，噫气不除者，属旋覆⑦代

① 发汗：《伤寒论·辨发汗吐下后病脉证并治》无此二字。

② 吐：《伤寒论·辨发汗吐下后病脉证并治》作"若"。

③ 栀子汤栀子甘草汤栀子生姜汤：《伤寒论·辨发汗吐下后病脉证并治》分别作"栀子豉汤""栀子甘草豉汤""栀子生姜豉汤"。

④ 栀子汤：《伤寒论·辨发汗吐下后病脉证并治》作"栀子豉汤"。

⑤ 经过：《伤寒论·辨发汗吐下后病脉证并治》作"过经"。

⑥ 承气汤：《伤寒论·辨发汗吐下后病脉证并治》作"调胃承气汤"。

⑦ 覆：原脱，据仿宋本、吴本、周本、《伤寒论·辨发汗吐下后病脉证并治》补。

赭汤。

大下已后，不可更行桂枝汤。汗出而喘，无大热，可以麻黄杏子甘草石膏汤。

伤寒大下后，复发其汗，心下痞，恶寒者，表未解也，不可攻其痞，当先解表，表解乃攻其痞。解表属桂枝汤，攻痞属大黄黄连泻心汤。

伤寒吐下后，七八日不解，热结在里，表里俱热，时时恶风，大渴，舌上干燥而烦，欲饮水数升，属白虎汤①。

伤寒吐下后，未解，不大便五六日至十余日，其人日晡所发潮热，不恶寒，独语，如见鬼神之状。若剧者，发则不识人，循衣妄撮，怵惕不安，微喘直视，脉弦者生，涩者死，微者但发热谵语，属承气汤②。若下者，勿复服。

三阳合病，腹满身重，难以转侧，口不仁，面垢，谵语，遗溺。发汗则谵语，下之则额上生汗，手足厥冷，自汗，属白虎汤证。

阳明病，其脉浮紧，咽干口苦，腹满而喘，发热汗出而不恶寒，反偏恶热，其身体重。发其汗，即躁，心愦愦而反谵语；加温针，必怵惕，又烦躁不得眠；下之，即胃中空虚，客气动膈，心中懊侬，舌上胎者，属栀子汤证。

阳明病下之，其外有热，手足温，不结胸，心中懊侬，苦饥不能食。但头汗出，属栀子汤③证。

阳明病，下之，心中懊侬而烦，胃中有燥屎者，可攻。其人腹微满，头坚④后溏者，不可下之。有燥屎者，属承气汤⑤证。

太阳病，吐下发汗后，微烦，小便数，大便因坚，可与小承气汤和之则愈。

大汗若大下而厥冷者，属四逆汤证。

太阳病下之，其脉促，胸满者，属桂枝去芍药汤。若微寒，属桂枝去芍药加附子汤。

伤寒五六日，大下之，身热不去，心中结痛者，未欲解也，属栀子汤证。

伤寒下后，烦而腹满，卧起不安，属栀子厚朴汤。

伤寒，医以丸药大下之，身热不去，微烦，属栀子干姜汤。

伤寒，医下之，续得下利清谷不止，身体疼痛，急当救里。身体疼痛，清便自调，急当救表。救里宜四逆汤，救表宜桂枝汤。

---

① 白虎汤：《伤寒论·辨发汗吐下后病脉证并治》作"白虎加人参汤"。

② 承气汤：《伤寒论·辨发汗吐下后病脉证并治》作"大承气汤"。

③ 栀子汤：《伤寒论·辨发汗吐下后病脉证并治》作"栀子豉汤"。

④ 头坚：《伤寒论·辨发汗吐下后病脉证并治》作"初头硬"，义同。

⑤ 承气汤：《伤寒论·辨发汗吐下后病脉证并治》作"大承气汤"。

太阳病，过经十余日，反再三下之，后四五日，柴胡证续在，先与小柴胡汤。呕止小安，呕止小安，一云：呕不止，心下急。其人郁郁微烦者，为未解，与大柴胡汤，下者止。

伤寒，十三日不解，胸胁满而呕，日晡所发潮热而微利，此本当柴胡汤下之，不得利，今反利者，故知医以丸药下之，非其治也。潮热者，实也，先再服小柴胡汤以解其外，后属柴胡加芒消汤。

伤寒，十三日，过经而谵语，内有热也，当以汤下之。小便利者，大便当坚，而反利，其脉调和者，知医以丸药下之，非其治也。自利者，其脉当微厥，今反和者，此为内实，属承气汤证①。

伤寒八九日，下之，胸满烦惊，小便不利，谵语，一身②不可转侧，属柴胡加龙骨牡蛎汤。

火逆下之，因烧针，烦躁，属桂枝甘草龙骨③牡蛎汤。

太阳病，脉浮而动数，浮则为风，数则为热，动则为痛，数则为虚。头痛发热，微盗汗出，而反恶寒，其表未解。医反下之，动数则④迟，头痛即眩⑤，一云：膈内拒痛。胃中空虚，客气动膈，短气烦躁，心中懊侬，阳气内陷，心下因坚，则为结胸，属大陷胸汤；若不结胸，但头汗出，其余无有，齐颈而还，小便不利，身必发黄，属柴胡栀子汤⑥。

伤寒五六日，呕而发热，柴胡汤证具，而以他药下之，柴胡证仍在，复与柴胡汤。此虽以下，不为逆也，必蒸蒸而振，却发热汗出而解。若心下满而坚痛者，此为结胸，属大陷胸汤⑦。若但满而不痛者，此为痞，柴胡复不中与也，属半夏泻心汤。

本以下之，故心下痞，与之泻心⑧。其痞不解，其人渴而口燥，小便不利者，属五苓散。一方言：忍之一日乃愈。

伤寒，中风，医反下之，其人下利日数十行，谷不化，腹中雷鸣，心下痞坚而满，干呕而烦，不能得安。医见心下痞，为病不尽，复重下之，其痞益甚，此非结热，但胃中虚，客气上逆，故使之坚。属甘

---

①　承气汤证：《伤寒论·辨发汗吐下后病脉证并治》作"调胃承气汤证"。

②　身：此下《伤寒论·辨发汗吐下后病脉证并治》有"尽重"二字。

③　骨：原误作"车"，据仿宋本、周本、《伤寒论·辨发汗吐下后病脉证并治》改。

④　则：《伤寒论·辨发汗吐下后病脉证并治》作"变"。

⑤　头痛即眩：《伤寒论·辨发汗吐下后病脉证并治》作"膈内拒痛"。

⑥　属柴胡栀子汤：《伤寒论·辨发汗吐下后病脉证并治》无此句，本书亦以小字抄录，疑是后人补入。

⑦　汤：此下《伤寒论·辨发汗吐下后病脉证并治》有"主之，用前方"五字。

⑧　与之泻心：《伤寒论·辨发汗吐下后病脉证并治》作"与泻心汤"。

草泻心汤。

伤寒，服汤药而下利不止，心下痞坚，服泻心汤已，后以他药下之，利不止，医以理中与之，利益甚。理中，理中焦，此利在下焦，属赤石脂禹余粮汤。若①不止者，当利其小便。

太阳病，外证未除，而数下之，遂挟热而利不止，心下痞坚，表里不解，属桂枝人参汤。

伤寒吐后，腹满者，与承气汤②。

病者无表里证，发热七八日，脉虽浮数者，可下之。假令下已，脉数不解，今热则消谷喜饥，至六七日不大便者，有瘀血，属抵当汤。若脉数不解，而不止，必夹血③，便脓血。

太阳病，医反下之，因腹满时痛，为属太阴，属桂枝加芍药汤。大实痛，属桂枝加大黄汤。

伤寒六七日，其人大下后，脉④沉迟，手足厥逆，下部脉不至⑤，喉咽不利，唾脓血，泄利不止，为难治，属麻黄升麻汤。

伤寒本自寒下，医复吐下之，寒格，更遂吐⑥，一本作：更逆吐下。食入即出，属干姜黄芩黄连人参汤。

病可温证第九

大法，冬宜服温热药及灸。

师曰：病发热，头痛，脉反沉，若不差，身体更疼痛。当救其里，宜温药，四逆汤。

下利腹满，身体疼痛，先温其里，宜四逆汤。

自利不渴者，属太阴，其脏有寒故也。当温之，宜四逆辈。

少阴病，其人饮食入则吐，心中温温欲吐，复不能吐。始得之，手足寒，脉弦迟⑦。若膈上有寒饮，干呕者，不可吐，当温之，宜四逆汤。

少阴病，脉沉者，急当温之，宜四逆汤。

下利，欲食者，就当温之。

下利，脉迟紧，为痛未欲止，当温之，得冷者满，而便肠垢。

下利，其脉浮大，此为虚，以强下之故也。设脉浮革，因尔肠鸣，当温之，宜当归四逆汤。

少阴病，下利，脉微涩者，即呕汗出，必数更衣，反少，当温之。

---

① 若：《伤寒论·辨发汗吐下后病脉证并治》作"复"。

② 承气汤：《伤寒论·辨发汗吐下后病脉证并治》作"调胃承气汤"。

③ 夹血：仿宋本作"夹热"，周本作"挟热"。

④ 脉：此上《伤寒论·辨发汗吐下后病脉证并治》有"寸"字。

⑤ 至：《伤寒论·辨发汗吐下后病脉证并治》作"止"。

⑥ 更遂吐：《伤寒论·辨发汗吐下后病脉证并治》作"更逆吐下"。

⑦ 迟：此下《伤寒论·辨少阴病脉证并治》有"此胸中实，不可下也，当吐之"诸语。

伤寒，医下之，续得下利清谷不止，身体疼痛，急当救里，宜温之，以四逆汤。

病不可灸证第十

微数之脉，慎不可灸。因火为邪，则为烦逆。追虚逐实，血散脉中。火气虽微，内攻有力；焦骨伤筋，血难复也。

脉浮，当以汗解，而反灸之，邪无从去，因火而盛，病从腰以下必当重而痹，此为火逆。若欲自解，当先烦。烦乃有汗，随汗而解。何以知之？脉浮，故知汗出当解。

脉浮热甚而灸之，此为实。实以虚治，因火而动，咽燥，必唾①血。

病可灸证第十一

烧针令其汗，针处被寒，核起而赤者，必发贲豚。气从少腹上撞者②，灸其核上一壮，一本作各一壮。与桂枝加桂汤。

少阴病，得之一二日，口中和，其背恶寒者，当灸之③。

少阴病，其人吐利，手足不逆，反发热，不死。脉不至④者，灸其少阴七壮。

少阴病，下利，脉微涩者，即呕汗出，必数更衣，反少，当温其上，灸之。一云：灸厥阴，可五十壮。

诸下利，皆可灸足大都五壮，一云：七壮。商邱、阴陵泉皆三壮。

下利，手足厥，无脉，灸之不温⑤，反微喘者死。少阴负趺阳者，为顺也。

伤寒六七日，其脉微，手足厥，烦躁，灸其厥阴，厥不还者，死。

伤寒脉促，手足厥逆，可灸之，为可灸少阴、厥阴，主逆。

病不可刺证第十二

大怒无刺，大，一作新。已刺无怒。已，一作新。新内无刺，已刺无内。大劳无刺，大，一作新。已刺无劳。大醉无刺，已刺无醉。大饱无刺，已刺无饱。大饥无刺，已刺无饥。大渴无刺，已刺无渴。无刺大惊，无刺熇熇之热，无刺漉漉之汗，无刺浑浑之脉。身热甚，阴阳皆争者，勿刺也。其可刺者，急取之，不汗则泄。所谓勿刺者，有死徵也。无刺病与脉相逆者。上工刺未生，其次刺未盛，其次刺已衰，粗工逆此，谓之伐形。

---

① 唾：仿宋本、吴本、周本作"吐"。

② 上撞者：《金匮要略》卷上《奔豚气病脉证治》作"上至心"。

③ 之：此下《伤寒论·辨少阴病脉证并治》有"附子汤主之"五字。

④ 至：吴本、周本作"足"。

⑤ 温：此下《伤寒论·辨厥阴病脉证并治》有"若脉不还"。

病可刺证第十三

太阳病，头痛至七日，自当愈，其经竟故也。若欲作再经者，当针足阳明，使经不传则愈。

太阳病，初服桂枝汤，而反烦不解者，当先刺风池、风府，乃却与桂枝汤则愈。

伤寒，腹满而谵语，寸口脉浮而紧者，此为肝乘脾，名纵，当刺期门。

伤寒，发热，啬啬恶寒，其人大渴，欲饮酢浆①者，其腹必满，而自汗出，小便利，其病欲解，此为肝乘肺，名曰横，当刺期门。

阳明病，下血而谵语，此为热入血室。但头汗出者，当刺期门，随其实而泻之，濈然汗出者则愈。

妇人中风，发热恶寒，经水适来，得之七八日，热除，脉迟身凉，胸胁下满，如结胸状，其人谵语，此为热入血室，当刺期门，随其虚②实而取之。《平病》云：热入血室，无犯胃气及上三焦，与此相反，岂谓药不谓针耶？

太阳与少阳并病，头痛，颈项强而眩，时如结胸，心下痞坚，当刺大杼第一间、肺俞、肝俞，慎不可发汗，发汗则谵语，谵语则脉弦；谵语五日不止，当刺期门。

少阴病，下利，便脓血者，可刺。

妇人伤寒③，怀身腹满，不得小便，加从腰以下重，如有水气状，怀身七月，太阴当养不养，此心气实，当刺泻劳宫及关元，小便利则愈。

伤寒喉痹，刺手少阴。少阴在腕，当小指后动脉是也，针入三分，补之。

问曰：病有汗出而身热烦满，烦满不为汗解者何？对曰：汗出而身热者，风也；汗出而烦满不解者，厥也。病名曰风厥也。太阳主气，故先受邪，少阴与为表里也。得热则上从之，从之则厥。治之，表里刺之，饮之汤。

热病三日，气口静，人迎躁者，取之诸阳五十九刺，以泻其热而出其汗，实其阴以补其不足。所谓五十九刺者，两手外内侧各三，凡十二痏；五指间各一，凡八痏；足亦如是；头入发一寸傍三分，各三，凡六痏；更入发三寸，边各五，凡十痏；耳前后、口下、项中各一，凡六痏；巅上一④。

热病，先肤痛，窒鼻充面，取

---

① 酢浆：《伤寒论·辨太阳病脉证并治中》第六作"水"。

② 虚：《伤寒论·辨太阳病脉证并治下》无。

③ 伤寒：《金匮要略》卷下《妇人妊娠病脉证并治》作"伤胎"。

④ 一：此下钱本、《灵枢·热病》有"囟会一，发际一，廉泉一，风池二，天柱二"之句。

之皮。以第一针五十九。苛菌为轸，一云：苛轸鼻①。索皮于肺；不得，索之火。火，心也。

热病，嗌干多饮，善惊，卧不能安②，取之肤肉。以第六针五十九。目眥赤③，索肉于脾；不得，索之木。木，肝也。

热病而胸胁痛④，手足躁，取之筋间。以第四针针于四达。一作逆。筋辟，⑤目浸，索筋于肝；不得，索之金。金，肺也。

热病，数惊，瘛疭而狂，取之脉。以第四针急泻有余者。癫疾，毛发去，索血一作脉于心；不得，索之水。水，肾也。

热病而身重骨痛，耳聋而好瞑，取之骨。以第四针五十九⑥。骨病，食啮牙齿，耳清⑦，索骨于肾；无一本作不得，索之土。土，脾也。

热病，先身涩傍教⑧，傍教，《太素》作倚。烦闷，干唇嗌⑨。取之⑩以第一针五十九。肤⑪胀，口干，寒汗⑫。

热病，头痛，摄摄，一作颞。颞，目脉紧⑬，善衄，厥热也。取之以第三针。视有余不足，寒热病⑭。

热病，体重，肠中热。取之以第四针，于其输及下诸指间。索气于胃络，得气也。

热病，侠脐痛急，胸胁支满，取之涌泉与太阴、阳明⑮，一云：阴陵泉。以第四针针嗌里。

热病而汗且出，及⑯脉顺可汗

者，取之鱼际、太渊、太都、太白。泻之则热去，补之则汗出。汗出太甚者，取踝上横文⑰以止之。

热病七日八日，脉口动，喘而眩⑱者，急刺之。汗且自出，浅刺手大指间。

热病，先胸胁痛，手足躁，刺足少阳，补手太阴。病甚，为五十九刺。

热病，先手臂痛，刺手阳明、太阴，而汗出止。

热病，始于头首者，刺项太阳，而汗出止。

———

① 苛菌为轸鼻：《灵枢·热病》作"苛轸鼻"。

② 安：《灵枢·热病》作"起"。

③ 赤：《灵枢·热病》作"青"。

④ 而胸胁痛：《灵枢·热病》作"面青脑痛"。

⑤ 辟：《灵枢·热病》即作"躄"，通。

⑥ 九：此下《灵枢·热病》有"刺"字。

⑦ 清：《灵枢·热病》作"青"。

⑧ 傍教：《灵枢·热病》作"倚而热"。

⑨ 嗌：此上《灵枢·热病》有"口"字。

⑩ 之：此下《灵枢·热病》有"皮"字。

⑪ 肤：《灵枢·热病》作"腹"。

⑫ 汗：此下《灵枢·热病》有"出，索脉于心；不得，索之水。水者，肾也"数句。

⑬ 目脉紧：《灵枢·热病》作"目瘛脉痛"。

⑭ 病：《灵枢·热病》作"痔"。

⑮ 太阴、阳明：《灵枢·热病》作"阴陵泉"。

⑯ 及：原作反，形近之误，据仿宋本、《灵枢·热病》改。

⑰ 踝上横文：《灵枢·热病》作"内踝上横脉"。

⑱ 眩：《灵枢·热病》作"短"。

热病，先身重骨痛，耳聋目瞑，刺足少阴。病甚，为五十九刺。一云：刺少阳。

热病，先眩冒而热，胸胁满，刺足少阴、少阳。

热病，始足胫者，先取足阳明而汗出。

病不可水证第十四

发汗后，饮水多者，必喘，以水灌之，亦喘。

伤寒，大吐大下之，极虚；复极汗者，其人外气怫郁。复与之水，以发其汗，因得哕。所以然者，胃中寒冷故也。

阳明病，潮热，微坚，可以承气汤。不坚，勿与之。若不大便六七日，恐有燥屎，欲知之法，可与小承气汤①。若腹中不转失气者，此为但头坚后溏，不可攻之，攻之必腹满，不能食，欲饮水者，即哕②。

阳明病，若胃中虚冷，其人不能食，饮水即哕。

下利，其脉浮大，此为虚，以强下之故也。设脉浮革，因尔肠鸣，当温之，与水即哕。

病在阳，当以汗解，而反以水噀之，若灌之，其热却不得去，益烦，皮上粟起，意欲饮水，反不渴，宜文蛤散。若不差，与五苓散。

若寒实结胸，无热证者，与三物小陷胸汤，白散亦可。身热，皮

粟不解，欲引衣自覆，若以水噀之、洗之，益令热却不得出，当汗而不汗，即烦。假令汗出已，腹中痛，与芍药三两，如上法。

寸口脉浮大，医反下之，此为大逆。浮即无血，大即为寒，寒气相搏，即为肠鸣，医乃不知，而反饮水，令汗大出，水得寒气，冷必相搏，其人即𩚫。

寸口脉濡而弱，濡即恶寒，弱即发热。濡弱相搏，脏气衰微，胸中苦烦。此非结热，而反薄居，水渍布冷铫贴之，阳气遂微，诸府无所依，阴脉凝聚，结在心下，而不肯移，胃中虚冷，水谷不化，小便纵通，复不能多，微则可救，聚寒心下，当奈何也。

病可水证第十五

太阳病，发汗后，若大汗出，胃中干燥，烦不得眠，其人欲饮水，当稍饮之，令胃中和则愈。

厥阴病，渴欲饮水者，与水饮之即愈。

太阳病，寸口缓，关上小浮，

---

① 汤：此下《伤寒论·辨阳明病脉证并治》有"汤入腹中，转失气者，此有燥屎也，乃可攻之"数句。

② 即哕：《伤寒论·辨阳明病脉证并治》作"与水则哕"，此后另有"其后发热者，必大便变硬而少也，以小承气汤和之。不转失气者，慎不可攻也"数句。

尺中弱，其人发热而汗出，复恶寒，不呕，但心下痞者，此为医下也。若不下，其人复不恶寒而渴者，为转属阳明。小便数者，大便即坚，不更衣十日，无所苦也。欲饮水者，但与之，当以法救，渴宜五苓散。

寸口脉洪而大，数而滑，洪大则荣气长，滑数则胃气实。荣长则阳盛，怫郁不得出身；胃实则坚难，大便则干燥。三焦闭塞，津液不通，医发其汗，阳盛不周[1]；复重下之，胃燥热畜，大便遂摈[2]，小便不利；荣卫相搏，心烦发热，两眼如火，鼻干面赤，舌燥齿黄焦，故大渴。过经成坏病，针药所不能制，与水灌枯槁，阳气微散，身寒温衣覆，汗出表里通，然其病即除，形脉多不同，此愈非法治，但医所当慎，妄犯伤荣卫。

霍乱而头痛发热，身体疼痛，热多欲饮水，属五苓散。

呕吐而病在膈上，后必思水者，急与猪苓散。饮之水亦得也[3]。

病不可火证第十六

太阳中风，以火劫发其汗，邪风被火热，血气流泆，失其常度；两阳相熏灼，其身发黄。阳盛则欲衄，阴虚小便难，阴阳俱虚竭，身体则枯燥，但头汗出，齐颈而还，复满而微喘，口干咽烂，或不大便，久则谵语，甚者至哕，手足躁扰，循衣摸床，小便利者，其人可治。

太阳病，医发其汗，遂发热而恶寒。复下之，则心下痞，此表里俱虚，阴阳气并竭，无阳则阴独；复加火针，因而烦，面色青黄，肤胸。如此者为难治。今色微黄，手足温者愈。

伤寒[4]，加温针必惊。

阳脉浮，阴脉弱，则血虚，血虚则筋伤[5]。其脉沉者，荣气微也；其脉浮，而汗出如流珠者，卫气衰也。荣气微，加烧针，血留不行，更发热而躁烦也。

伤寒脉浮，而医以火迫劫之，亡阳，惊狂，卧起不安，属桂枝去芍药加蜀漆牡蛎龙骨救逆汤。

问曰：得病十五、十六日，身体黄，下利，狂欲走。师脉之，言当下清血如豚肝乃愈。后如师言，何以知之？师曰：寸口脉阳浮阴濡弱，阳浮则为风，阴濡弱为少血，浮虚受风，少血发热，恶寒洒淅，项强头眩。医加火熏，郁令汗出，

---

[1] 不周：《诸病源候论》卷八《坏伤寒候》作"不用"。

[2] 摈：《诸病源候论》卷八《坏伤寒候》作"傧"。

[3] 后必思水……亦得也：《金匮要略》卷中《呕吐哕下利病脉证治》作"后思水者，解，急与之。思水者，猪苓散主之"。

[4] 伤寒：《伤寒论·辨太阳病脉证并治中》作"太阳伤寒者"。

[5] 伤：吴本、周本作"惕"。

恶寒遂甚，客热因火而发，怫郁蒸肌肤，身目为黄，小便微难，短气，从鼻出血；而复下之，胃无津液，泄利遂不止，热瘀在膀胱，畜结成积聚，状如豚肝，当下未下，心乱迷愦，狂走赴水，不能自制。畜血若去，目明心了。此皆医所为，无他祸患，微轻得愈，极者不治。

伤寒，其脉不弦紧而弱者，必渴，被火必谵言。弱者发热，脉浮。解之，当汗出愈。

太阳病，以火熏之，不得汗，其人必躁，到经不解，必有清血①。

阳明病，被火，额上微汗出，而小便不利，必发黄。

阳明病，其脉浮紧，咽干口苦，腹满而喘，发热汗出，而不恶寒，反偏恶热，其身体重。发其汗则躁，心愦愦而反谵语；加温针必怵惕，又烦躁不得眠。

少阴病，咳而下利，谵语，是为被火气劫故也。小便必难，为强责少阴汗出。

太阳病二日，而烧瓦熨其背，大汗出，火气入胃，胃中竭燥，必发谵语。十余日振而反汗出者，此为欲解。其汗从腰以下不得汗，其人欲小便，反不得，呕欲失溲，足下恶风，大便坚者，小便当数；而反不数及多，便已②，其头卓然而痛，其人足心必热，谷气下流故也。

病可火证第十七

下利，谷道中痛，当温之以火③。宜熬末盐熨之。一方炙枳实熨之。

热病阴阳交并少阴厥逆阴阳竭尽生死证第十八

问曰：温病汗出，辄复热而脉躁疾，不为汗衰，狂言，不能食，病名为何？对曰：名曰阴阳交。交者，死。人所以汗出者，生于谷，谷生于精。今邪气交争于骨肉而得汗者，是邪却而精胜。精胜，则当能食而不复热。热者，邪气也；汗者，精气也。今汗出而辄复热者，邪胜也；不能食者，精无裨④也。汗出而热留者，寿可立而倾也。

夫汗出而脉尚躁盛者，死。此今脉不与汗相应，此不胜其病也⑤。

---

① 血：此下《伤寒论·辨太阳病脉证并治中》有"名为火邪"四字。

② 而烧瓦熨其背……便已：《伤寒论·辨太阳病脉证并治中》作"反躁。凡熨其背，而大汗出，大热入胃，胃中水竭，躁烦，必发谵语，十余日振慄自下利者，此为欲解也。故其汗，从腰以下不得汗，欲小便不得，反呕欲失溲，足下恶风，大便硬，小便当数，而反不数及不多，大便已"。

③ 火：原作"为"，据仿宋本、吴本、杨本、周本改。

④ 裨：仿宋本、杨本、《素问·评热病论》作"俾"。

⑤ 也：此下《素问·评热病论》有"其死明矣"四字。

狂言者，是失志；失志者，死。有三死，不见一生，虽愈必死。

热病已得汗，而脉尚躁盛，此阳脉①之极也，死。其得汗而脉静者，生也。

热病脉尚躁盛，而不得汗者，此阳脉之极也，死。脉躁盛，得汗出者，生也。

热病已得汗，而脉尚躁，喘且复热，勿肤刺。喘甚者，死。

热病阴阳交者，死。

热病烦已而汗，脉当静。

太阳病，脉反躁盛者，是阴阳交，死。复得汗，脉静者，生。

热病阴阳交者，热烦身躁，太阴寸口脉两冲，尚躁盛，是阴阳交，死。得汗脉静者，生。

热病，阳进阴退，头独汗出，死；阴进阳退，腰以下至足汗出，亦死；阴阳俱进，汗出已，热如故，亦死；阴阳俱退，汗出已，寒栗不止，鼻口气冷，亦死。

上，热病阴阳交部。

热病，所谓并阴者，热病已得汗，因得泄，是谓并阴，故治。治，一作活。

热病，所谓并阳者，热病已得汗，脉尚躁盛，大热汗出；虽不汗出，若衄，是谓并阳，故治。

上，热病并阴阳部。

少阴病，恶寒，踡而利，手足逆者，不治。

少阴病，下利止而眩，时时自冒者，死。

少阴病，其人吐利，躁逆者，死。

少阴病，四逆，恶寒而踡，其脉不至，其人不烦而躁者，死。

少阴病六七日，其人息高者，死。

少阴病，脉微细沉，但欲卧，汗出不烦，自欲吐，五六日自利，复烦躁，不得卧寐者，死。

少阴病，下利，若利止，恶寒而踡，手足温者，可治。

少阴病，恶寒而踡，时时自烦，欲去其衣被者，可治。

少阴病，下利止，厥逆无脉，干烦一本作干呕，服汤药，其脉暴出者，死。微细者，生②。

上，少阴部。

伤寒六七日，其脉微，手足厥，烦躁，灸其厥阴。厥不还者，死。

伤寒，下利，厥逆，躁不能卧者，死。

伤寒，发热，下利，至③厥不止者，死。

伤寒，厥逆④，六七日不利，便

---

① 阳脉：《灵枢·热病》作"阴脉"。

② 少阴病下利止……微细者生：《伤寒论·辨少阴病脉证并治》作"少阴病下利脉微者，与白通汤。利止厥逆无脉干呕烦者，白通加猪胆汁汤主之。服汤脉暴出者死，微续者生"。

③ 至：此下《伤寒论·辨厥阴病脉证并治》有"甚"字。

④ 厥逆：《伤寒论·辨厥阴病脉证并治》无此二字。

发热而利者，生①。其人汗出，利②不止者，死，但有阴无阳故也。

伤寒五六日，不结胸，腹濡，脉虚，复厥者，不可下；下之亡血，死。

伤寒，发热而厥七日，下利者，为难治。

上，厥逆部。

热病，不知所痛，不③能自收，口干。阳热甚，阴颇有寒者，热在髓，死不治。

热病在肾，令人渴，口干，舌焦黄赤，昼夜欲饮不止，腹大而胀，尚不厌饮，目无精光，死不治。

脾伤，即中风，阴阳气别离，阴不从阳，故以三分候其死生。

伤寒，咳逆上气，其脉散者，死。谓其人形损故也。

伤寒，下利，日十余行，其人脉反实者，死。

病者胁下素有痞，而下④在脐傍，痛引少腹，入阴侠阴⑤筋，此为脏结，死。

夫实则谵语，虚则郑声。郑声者，重语是也。直视谵语，喘满者，死；若下利者，亦死。

结胸证悉具而躁者，死。

吐舌下卷者，死；唾如胶者，难解；舌头四边徐有津液，此为欲解；病者至经，上唇有色，脉自和，为欲解；色急者，未解。

上，阴阳竭尽部。

重实重虚阴阳
相附生死证第十九

问曰：何谓虚实？对曰：邪气盛则实，精气夺则虚。重实者，言大热⑥病，气热，脉满，是谓重实。

问曰：经络俱实，何如？对曰：经络皆实，是寸脉急而尺缓⑦也。皆当俱治，故曰滑则顺，涩则逆。夫虚实者，皆从其物类始，五脏骨肉滑利，可以长久。寒气暴上，脉满实，实而滑，顺⑧则生，实而涩⑨，逆则死。形尽满，脉急大坚，尺满⑩而不应，顺则生，逆则死。所谓顺者，手足温；所谓逆者，手足寒也。

问曰：何谓重虚？对曰：脉虚，气⑪虚尺虚，是谓重虚。所谓气虚者，言无常也。尺虚者，行步匡然⑫

① 生：《伤寒论·辨厥阴病脉证并治》无。
② 利：《伤寒论·辨厥阴病脉证并治》无。
③ 不：此上《灵枢·热病》有"耳聋"二字。
④ 而下：吴本、周本作"而不"；《伤寒论·辨太阳病脉证并治》作"连"。
⑤ 侠阴：《伤寒论·辨太阳病脉证并治》无此二字。
⑥ 言大热：原作"肉大热"，据仿宋本、《素问·通评虚实论》改。周本作"内有热"。
⑦ 缓：原作"为"，据仿宋本、《素问·通评虚实论》改。
⑧ 顺：《素问·通评虚实论》无。
⑨ 涩：《素问·通评虚实论》无。
⑩ 满：《素问·通评虚实论》作"涩"。
⑪ 气：《素问·通评虚实论》作"上"。
⑫ 匡然：《素问·通评虚实论》作"恇然"。

也。脉虚者，不象阴也。如此者，滑则生，涩则死。气虚者，肺虚也；气逆者，足寒也。非其时则生，当其时则死，余脏皆如此也。

脉实满，手足寒，头热者，春秋则生，冬夏则死。脉浮而涩，涩而身有热者，死。络气不足，经气有余，脉热而尺寒，秋冬为逆，春夏为顺。经虚络满者，尺热满而寒涩，春夏死，秋冬生。络满经虚，灸阴刺阳；经满络虚，刺阴灸阳。

问曰：秋冬无极阴，春夏无极阳，何谓也？对曰：无极阳者，春夏无数虚阳明，阳明虚则狂；无极阴者，秋冬无数虚太阴，太阴虚则死。

上，重实重虚部。

热病，所谓阳附阴者，腰以下至足热，腰以上寒，阴气下争，还心腹满者，死。所谓阴附阳者，腰以上至头热，腰以下寒，阳气上争，还得汗者，生。

上，阴阳相附部。

热病生死期日证第二十

太阳之脉，色荣颧骨，热病也。荣未夭①，曰今且得汗，待时自已。与厥阴脉争见者，死期不过三日，其热病气②内连肾。少阳之脉，色荣颊前，热病也。荣未夭，曰今且得汗，待时自已。与少阴脉争见者，死期不过三日。

热病七八日，脉微小，病者溲血，口中干，一日半而死。脉代者，一日死。

热病七八日，脉不躁喘、不数，后三日中有汗。三日不汗，四日死。未曾汗，勿肤刺。肤，一作庸。

热病三四日，脉不喘，其动均者，身虽烦热，今自得汗，生。

传曰：始府入脏，终阴复还阳，故得汗。

热病七八日，脉不喘，其动均者，生。微热在阳不入阴，今自汗也。

热病七八日，脉不喘，动数均者，病当瘖。期三日不得汗，四日死。

热病，身面尽黄而肿，心热，口干，舌卷，焦黄黑，身麻臭，伏毒伤肺中脾者，死。

热病，瘛疭，狂言不得汗，瘛疭不止，伏毒伤肝中胆者，死。

热病，汗不出，出不至足，呕胆吐血，善惊，不得卧，伏毒在肝腑足少阳者，死。

热病十逆死日③证第二十一

热病，腹满膜胀，身热者，不

———

① 夭：周本作"和"；《素问·刺热》作"交"。下一个"夭"字同。

② 气：《素问·刺热》无此字。

③ 日：原脱，据本书目录补。

得大小便，脉涩小疾，一逆见，死。

热病，肠鸣腹满，四肢清，泄注，脉浮大而洪不已，二逆见，死。

热病，大衄不止，腹中痛，脉浮大绝，喘而短气，三逆见，死。

热病，呕且便血，夺形肉，身热甚，脉绝动疾，四逆见，死。

热病，咳喘，悸眩，身热，脉小疾，夺形肉，五逆见，死。

热病，腹大而胀，四肢清，夺形肉，短气，六逆见，一旬内死。

热病，腹胀，便血，脉大，时时小绝，汗出而喘，口干舌焦，视不见人，七逆见，一旬死。

热病，身热甚，脉转小，咳而便血，目眶陷，妄言，手循衣缝，口干，躁扰不得卧，八逆见，一时死。

热病，瘕疝，狂走，不能食，腹满胸痛，引腰脐背，呕血，九逆见，一时死。

热病，呕血，喘咳，烦满，身黄，其腹鼓胀，泄不止，脉绝，十逆见，一时死。

热病五脏气绝死
日证第二十二

热病，肺气绝，喘逆，咳唾血，手足腹肿，面黄，振栗不能言语，死。魄与皮毛俱去，故肺先死，丙日笃，丁日死。

热病，脾气绝，头痛，呕宿汁，不得食，呕逆，吐血，水浆不得入，

狂言谵语，腹大满，四肢不收，意不乐，死。脉与肉气俱去，故脾先死，甲日笃，乙日死。

热病，心主气绝，烦满，骨痛，一作痹。嗌肿，不可咽，欲咳不能咳，歌哭而笑，死。神与荣脉俱去，故心先死，壬日笃，癸日死。

热病，肝气绝，僵仆，足不安地，呕血，恐惧，洒淅恶寒，血妄出，遗屎溺，死。魂①与筋血俱去，故肝先死，庚日笃，辛日死。

热病，肾气绝，喘悸，吐逆，肿②疝，尻痛，目视不明，骨痛，短气，喘满，汗出如珠，死。精与骨髓俱去，故肾先死，戊日笃，巳日死。

故外见瞳子青、小，爪甲枯，发堕，身涩，齿挺而垢，人③皮面厚尘黑，咳而吐血，渴欲数饮，大满④，此五脏绝，表病也。

热病至脉死日证第二十三

热病，脉四至，三日死。脉四至者，平人一至，病人脉四至也。

热病，脉五至，一日死。时一大至，半日死，忽忽闷乱者，死。

---

① 魂：原作"魄"，形近之误，据仿宋本、吴本改。《素问》有"肝藏魂"句可证。

② 肿：仿宋本、吴本、周本作"踵"，义长。

③ 人：周本作"又"。

④ 大满：此上周本有"腹"字。

热病，脉六至，半日死。忽忽疾大至，有顷死。

热病损脉死日[①]证第二十四

热病，脉四损，三日死。所谓四损者，平人四至，病人脉一至，名曰四损。

热病，脉五损，一日死。所谓五损者，平人五至，病人脉一至，名曰五损。

热病，脉六损，一时死。所谓六损者，平人六至，病人脉一至，名曰六损。若绝不至，或久乃至，立死。

治伤寒形证，所宜进退。王叔和集仲景评脉要论。

---

① 损脉死日：原作"脉损日死"，倒文，据本书目录、仿宋本、周本乙正。

脉经卷第八

朝散大夫守光禄卿直秘阁判登闻检院上护军 臣 林亿 等类次

平卒尸厥脉证第一

寸口沉大而滑，沉则为实①，滑则为气②，实③气相搏，血气入于脏即死，入于腑即愈，此为卒厥。不知人，唇青身冷，为入脏即死；如身温和，汗自出，为入腑，而复自愈。

平痓湿暍脉证第二 痓，一作痉

太阳病，发热无汗，而反恶寒者，名刚痓。

太阳病，发热汗出，而不恶寒者，名柔痓。一云恶寒。

太阳病，发热，其脉沉而细者，为痓④。

太阳病，发其汗⑤，因致痓。论云：发其汗太多，因致痓。

病者身热足寒，颈项强急，恶寒，时头热，面赤，目脉⑥赤，独头动摇者，为痓。论云：独头面摇，卒口噤，背反张者，痓病也。

太阳病，无汗而小便反少，气上冲胸，口噤不得语，欲作刚痓。葛根汤主之。

刚痓为病，胸满口噤，卧不着席，脚挛急，其人必龄齿。可与大承气汤。

痓病，发其汗已，其脉浛浛如蛇，暴腹胀大者，为欲解；脉如故，反伏弦者，必痓。一云：痓，脉出欲已。

痓脉来，按之筑筑而弦⑦，直上下行。

────────

① 实：此上《千金要方》卷二十八《平寸口脉主对法》有"血"字。

② 气：此下《千金要方》卷二十八《平寸口脉主对法》有"实"字。

③ 实：《千金要方》卷二十八《平寸口脉主对法》作"血"。

④ 痓：此下《金匮要略》卷上《痓湿暍病脉证》有"为难治"三字。

⑤ 发其汗：《金匮要略》卷上《痓湿暍病脉证》作"发汗太多"。

⑥ 脉：《金匮要略》卷上《痓湿暍病脉证》无。

⑦ 筑筑而弦：《金匮要略》卷上《痓湿暍病脉证》作"紧如弦"；《诸病源候论》卷一《风痓候》作"策策如弦"。

痉家，其脉伏坚，直上下。

夫风病，下之则痉。复发其汗，必拘急。

太阳病，其证备，身体强，几几然，脉沉迟，此为痉。栝楼桂枝汤主之。

痉病，有灸疮，难疗。

疮家，虽身疼痛，不可发其汗，汗出则痉。

太阳病，关节疼痛①，脉沉而缓②者，为中湿③。论云：中湿为湿痹之候，其人小便不利，大便反快，但当利其小便。

病者一身尽疼，一云：疼烦。发热，日晡即剧，此为风湿，汗出所致也。论云：此病伤于汗出当风，或久伤取冷所致。

湿家之为病，一身尽疼，发热，而身色熏黄也。

湿家之为病，其人但头汗出而背强，欲得被覆向火。若下之早则哕，或胸满，小便利，一云不利。舌上如胎，此为丹田有热，胸上有寒，渴欲饮而不能饮，则口燥也。

湿家下之，额上汗出，微喘，小便利一云不利者，死；若下利不止者，亦死。

问曰：风湿相搏，身体疼痛，法当汗出而解，值天阴雨不止，师云此可发汗，而其病不愈者，何也？答曰：发其汗，汗大出者，但风气去，湿气续在，是故不愈。若治风湿者，发其汗，微微似欲出汗者，则风湿俱去也。

湿家身烦疼，可与麻黄汤加术四两发其汗为宜，慎不可以火攻之。

风湿，脉浮，身重，汗出恶风者，防己汤④主之。

病人喘，头痛鼻塞而烦，其脉大，自能饮食，腹中和，无病，病在头中寒湿，故鼻塞，内药鼻中即愈。论云：湿家病身疼痛，发热，面黄而喘，头痛，鼻窒而烦。

伤寒八九日，风湿相搏，身体疼痛，不能自转侧，不呕不渴，脉浮虚而涩者，桂枝附子汤主之。若其人大便鞕，小便自利者，术附子汤主之。

风湿相搏，骨节疼烦掣痛，不得屈伸，近之则痛剧，汗出短气，小便不利，恶风不欲去衣，或身微肿者，甘草附子汤主之。

太阳中热，暍是也。其人汗出，恶寒，身热而渴也，白虎汤⑤主之。

太阳中暍，身热疼痛⑥，而脉微弱，此以夏月伤冷水，水行皮肤中

————————

① 疼痛：仿宋本、周本作"疼烦"；《金匮要略》卷上《痉湿暍病脉证》作"疼痛而烦"。

② 缓：《金匮要略》卷上《痉湿暍病脉证》作"细"。

③ 为中湿：《金匮要略》卷上《痉湿暍病脉证》作"此名湿痹"。

④ 防己汤：《金匮要略》卷上《痉湿暍病脉证》作"防己黄耆汤"。

⑤ 白虎汤：《金匮要略》卷上《痉湿暍病脉证》作"白虎加人参汤"。

⑥ 痛：仿宋本、杨本、吴本、周本作"重"。

所致也，瓜蒂汤①主之。

太阳中暍，发热恶寒，身重而疼痛，其脉弦细芤迟，小便已，洒洒然毛耸，手足厥冷，小有劳，身热，口开，前②板齿燥。若发其汗，恶寒则甚；加温针，则发热益甚；数下之，淋复甚。

平阳毒阴毒百合狐惑脉证第三

阳毒为病，身重，腰背痛，烦闷不安，狂言，或走，或见鬼，或吐血、下痢，其脉浮大数，面赤斑斑如锦文，喉咽痛，唾脓血，五日可治，至七日不可治也。有伤寒一二日便成阳毒，或服药吐下后变成阳毒，升麻汤主之③。

阴毒为病，身重背强，腹中绞痛，咽喉不利，毒气攻心，心下坚强，短气不得息，呕逆，唇青面黑，四肢厥冷，其脉沉细紧数，身如被打，五六日可治，至七日不可治也。或伤寒初病一二日便结成阴毒，或服药六七日以上至十日变成阴毒，甘草汤主之④。

百合之为病，其状常默默欲卧，复不能卧；或如强健人，欲得出行，而复不能行；意欲得食，复不能食，或有美时，或有不用闻饮食臭时。如寒无寒，如热无热，朝至⑤口苦，小便赤黄⑥，身形如和，其脉微数。百脉一宗，悉病⑦，各随证治之。

百合病，见于阴者，以阳法救之；见于阳者，以阴法救之。见阳攻阴，复发其汗，此为逆，其病难治；见阴攻阳，乃复下之，此亦为逆，其病难治。《千金方》云：见在于阴而攻其阳，则阴不得解也，复发其汗为逆也。见在于阳而攻其阴，则阳不得解也，复下之，其病不愈。

狐惑为病，其状⑧如伤寒，默默欲眠，目不得闭，卧起不安，蚀于喉，为惑；蚀于阴，为狐。狐惑之病，并不欲饮食，闻食臭，其面目乍赤、乍白、乍黑。其毒蚀于上者，则声喝⑨，其毒蚀下部者，咽干。蚀于上部，泻心汤⑩主之；蚀于下部，

① 瓜蒂汤：《金匮要略》卷上《痉湿暍病脉证》作"一物瓜蒂汤"。

② 开前：原倒作"前开"，文理不通，据《伤寒论·辨痉湿暍脉证》乙正。

③ 阳毒为病……升麻汤主之：《金匮要略》卷上《百合狐惑阴阳毒病证治》作"阳毒之为病，面赤斑斑如锦纹，咽喉痛，唾脓血，五日可治，七日不可治，升麻鳖甲汤主之"。

④ 阴毒为病……甘草汤主之：《金匮要略》卷上《百合狐惑阴阳毒病证治》作"阴毒之为病，面目青，身痛如被杖，咽喉痛，五日可治，七日不可治，升麻鳖甲汤去雄黄蜀椒主之"。

⑤ 朝至：《金匮要略》卷上《百合狐惑阴阳毒病证治》无此二字。

⑥ 黄：《金匮要略》卷上《百合狐惑阴阳毒病证治》无。

⑦ 悉病：《金匮要略》卷上《百合狐惑阴阳毒病证治》作"悉致其病也"。

⑧ 状：原作"气"，据仿宋本、周本、《金匮要略》卷上《百合狐惑阴阳毒病证治》改。

⑨ 喝：《诸病源候论》卷八《伤寒狐惑候》作"嗄"。

⑩ 泻心汤：《金匮要略》卷上《百合狐惑阴阳毒病证治》作"甘草泻心汤"。

苦参汤淹洗之；蚀于肛者，雄黄熏之。喝，一作嗄。

其人脉数，无热，微烦，默默欲卧，汗出，初得三四日，目赤如鸠眼；得之七八日，目四眦黄黑。若能食者，脓已成也，赤小豆当归散主之。

病人或从呼吸上蚀其咽，或从下焦蚀其肛阴。蚀上为惑，蚀下为狐。狐惑病者，猪苓散主之。

平霍乱转筋脉证第四

问曰：病有霍乱者何？师曰：呕吐而利，此为霍乱。

问曰：病者发热头痛，身体疼，恶寒，而复吐利，当属何病？师曰：当为霍乱。霍乱吐利止[1]，而复发热也。伤寒，其脉微涩，本是霍乱，今是伤寒，却四五日至阴经，上转入阴，必吐利。

转筋为病，其人臂脚直，脉上下行，微弦，转筋入腹，鸡屎白散主之。

平中风历节脉证第五

夫风之为病，当半身不遂，或但臂不遂者，此为痹。脉微而数，中风使然。

头痛脉滑者，中风，风脉虚弱也。

寸口脉浮而紧，紧则为寒，浮则为虚，虚寒相搏，邪在皮肤。浮者血虚，络脉空虚，贼邪不泻，或左或右；邪气反缓，正气则急，正气引邪，喝僻不遂。邪在于络，肌肤不仁；邪在于经，则重不胜；邪入于腑，则不识人；邪入于脏，舌即难言，口吐淤[2]涎。

寸口脉迟而缓，迟则为寒，缓则为虚。荣缓则为亡血，卫迟则为中风。邪气中经，则身痒而瘾疹；心气不足，邪气入中，则胸满而短气。

趺阳脉浮而滑，滑则谷气实，浮则汗自出。

少阴脉浮而弱，弱则血不足，浮则为风。风血相搏，则疼痛如掣。

盛人脉涩小，短气，自汗出，历节疼，不可屈伸，此皆饮酒汗出当风所致也。

寸口脉沉而弱，沉则主骨，弱则主筋；沉则为肾，弱则为肝。汗出入水中，如水伤心，历节黄汗出，故曰历节也。

味酸则伤筋，筋伤则缓，名曰泄；咸则伤骨，骨伤则痿，名曰枯。枯泄相搏，名曰断泄。荣气不通，卫不独行，荣卫俱微，三焦无所御，四属断绝，身体羸瘦，独足肿大，黄汗出，胫冷。假令发热，便为历

---

① 吐利止：《伤寒论·辨霍乱病脉证并治》作"自吐下，又利止"。

② 淤：《金匮要略》卷上《中风历节病脉证并治》无。

节也。病历节，疼痛不可屈伸，乌头汤主之。

诸肢节疼痛，身体魁瘰①，脚肿如脱，头眩短气，温温欲吐，桂枝芍药知母汤主之。

平血痹虚劳脉证第六

问曰：血痹从何得之？师曰：夫尊荣人②，骨弱肌肤盛，重因疲劳汗出，卧不时动摇，加被微风，遂得之。形如风状，《巢源》云：其状如被微风所吹，但以脉自微涩，在寸口关上小紧，宜针引阳气，令脉和紧去则愈。

血痹，阴阳俱微，寸口关上微，尺中小紧，外证身体不仁，如风③状，黄芪桂枝④五物汤主之。

夫欲治病，当先知其证何趣，乃当攻之耳

男子平人，脉大为劳，极虚亦为劳。

男子⑤劳之为病，其脉浮大，手足暖⑥，春夏剧，秋冬差，阴寒精自出，酸削不能行，少阴虚满⑦。

人年五十、六十，其脉浮大⑧者，痹侠背行，苦肠鸣，马刀侠婴者，皆为劳得之。

男子平人，脉虚弱微细者，喜盗汗出也。

男子面色薄者，主渴及亡血。卒喘悸，其脉浮者，里虚故也。

男子脉虚沉弦，无寒热，短气，里急，小便不利，面色白，时时目瞑，此人喜衄，少腹满，此为劳使之然。

男子脉微⑨弱而涩，为无子，精气清冷。

夫失精家，少腹弦急，阴头寒，目眩⑩痛，一云：目眩。发落，脉极虚芤迟，为清谷，亡血，失精。

脉得诸芤动微紧，男子失精，女子梦交通，桂枝加龙骨牡蛎汤主之。

脉沉小迟，名脱气。其人疾行则喘喝，手足逆寒，腹满，甚则溏泄，食不消化也。

---

① 魁瘰：仿宋本、吴本、杨本、周本、《金匮要略》卷上《中风历节病脉证并治》作"尫羸"。

② 尊荣人：《诸病源候论》卷一《血痹候》作"忧乐之人"，义同。

③ 风：此下《金匮要略》卷上《血痹虚劳病脉证并治》有"痹"字。

④ 枝：原脱，据仿宋本、吴本、周本、《金匮要略》卷上《血痹虚劳病脉证并治》补。

⑤ 男子：《金匮要略》卷上《血痹虚劳病脉证并治》无此二字。

⑥ 暖：吴本、周本作"烦热"；《金匮要略》卷上《血痹虚劳病脉证并治》作"烦"。

⑦ 少阴虚满：仿宋本、吴本、周本作"少腹虚满"；《金匮要略》卷上《血痹虚劳病脉证并治》无此四字。

⑧ 其脉浮大：仿宋本、吴本、杨本、周本作"其病脉大"。

⑨ 微：《金匮要略》卷上《血痹虚劳病脉证并治》作"浮"。

⑩ 眩：原作"睢"，形近之误，据仿宋本、周本、《金匮要略》卷上《血痹虚劳病脉证并治》改。

脉弦而大，弦则为减，大则为芤；减则为寒，芤则为虚。寒虚相搏，此名为革。妇人则半产漏下，男子则亡血失精。

平消渴小便利淋脉证第七

师曰：厥阴之为病，消渴，气上冲心，心中疼热，饥而不欲食，食即吐[1]，下之不肯止。

寸口脉浮而迟，浮则为虚，迟则为劳，虚则卫气不足，迟则荣气竭。

跌阳脉浮而数，浮则为气，数则消谷而紧[2]；《要略》紧作大坚。气盛则溲数，溲数则紧。《要略》作坚。紧数相搏，则为消渴。

男子消渴，小便反多，以饮一斗，小便一斗。肾气丸主之。

师曰：热在一作结下焦，则溺血，亦令人淋闭不通。淋之为病，小便如粟状，少腹弦急，痛引脐中。

寸口脉细而数，数则为热，细则为寒，数为强吐。

跌阳脉数，胃中有热，则消谷引食，大便必坚，小便则数。

少阴脉数，妇人则阴中生疮，男子则气淋。

淋家不可发汗，发汗则必便血。

平水气黄汗气分脉证第八

师曰：病有风水，有皮水，有正水，有石水，有黄汗。风水，其脉自浮，外证骨节疼痛，其人恶风；皮水，其脉亦浮，外证胕肿，按之没指，不恶风，其腹如鼓，如鼓，一作如故不满。不渴，当发其汗；正水，其脉沉迟，外证自喘；石水，其脉自沉，外证腹满不喘；黄汗，其脉沉迟，身体发热，胸满，四肢头面肿，久不愈，必致痈脓。

脉浮而洪，浮则为风，洪则为气，风气相搏，风强则为瘾疹，身体为痒，痒为泄风，久为痂癞。气强则为水，难以俯仰。风气相击，身体洪肿，汗出乃愈；恶风则虚，此为风水。不恶风者，小便通利，上焦有寒，其口多涎，此为黄汗。

寸口脉沉滑者，中有水气，面目肿大，有热，名曰风水。视人之目裹[3]上微拥，如新卧起状。其颈脉动，时时咳，按其手足上，陷而不起者，风水。

太阳病，脉浮而紧，法当骨节疼痛，而反不疼，身体反重而酸，其人不渴，汗出即愈，此为风水。恶寒者，此为极虚，发汗得之。渴而不恶寒者，此为皮水。身肿而冷，状如周痹，胸中窒，不能食，反聚

① 吐：此下《伤寒论·辨厥阴病脉证并治》有"蛔"字。
② 紧：《金匮要略》卷中《消渴小便不利淋病脉证并治》作"大坚"，以下两个"紧"字均作"坚"。
③ 裹：仿宋本、周本作"寒"。

痛，暮躁不眠，此为黄汗，痛在骨节。咳而喘，不渴者，此为脾胀①，其形如肿，发汗即愈。然诸病此者，渴而下利，小便数者，皆不可发汗。

风水，其脉浮，浮为在表，其人能食，头痛汗出，表无他病，病者言但下重，故从腰以上为和，腰以下当肿及阴，难以屈伸。防己黄耆汤主之。一云：风水，脉浮身重，汗出恶风者，防己黄耆汤主之。

风水，恶风，一身悉肿，脉浮，不渴，续自汗出，而无大热者，越婢汤主之。

师曰：里水者，一身面目洪肿②，其脉沉，小便不利，故令病水。假如小便自利，亡津液，故令渴也。越婢加术汤主之。一云：皮水，其脉沉，头面浮肿，小便不利，故令病水。假令小便自利，亡津液，故令渴也。

皮水之为病，四肢肿，水气在皮肤中，四肢聂聂动者，防己茯苓汤主之。

跌阳脉当伏，今反紧，本自有寒，疝瘕腹中痛。医反下之，下之则胸满短气。

跌阳脉当伏，今反数，本自有热，消谷，一作消渴。小便数，今反不利，此欲作水。

寸口脉浮而迟，浮脉热，迟脉潜；热潜相搏，名曰沉。跌阳脉浮而数，浮脉热，数脉止；热止相搏，名曰伏。沉伏相搏，名曰水。沉则

络脉虚，伏则小便难；虚难相搏，水走皮肤，则为水矣。

寸口脉弦而紧，弦则卫气不行，卫气不行则恶寒，水不沾流，走在肠间。

少阴脉紧而沉，紧则为痛，沉则为水，小便即难。

师曰：脉得诸沉者，当责有水，身体肿重。水病脉出者，死。

夫水病人，目下有卧蚕，面目鲜泽，脉伏，其人消渴，病水腹大，小便不利。其脉沉绝者，有水，可下之。

问曰：病下利后，渴饮水，小便不利，腹满因③肿者，何也？答曰：此法当病水。若小便自利及汗出者，自当愈。

水之为病，其脉沉小，属少阴。浮者为风，无水虚胀者为气。水，发其汗即已。沉④者，与附子麻黄汤⑤；浮者，与杏子汤。

心水者，其身重而少气，不得卧，烦而躁，其阴大肿⑥。

---

① 脾胀：《金匮方论衍义》《金匮要略心典》等注释认为应作"肺胀"。

② 洪肿：《金匮要略》卷中《水气病脉证并治》作"黄肿"。

③ 因：仿宋本、吴本、周本作"阴"。

④ 沉：此上《金匮要略》卷中《水气病脉证并治》有"脉"字。

⑤ 附子麻黄汤：《金匮要略》卷中《水气病脉证并治》作"麻黄附子汤"。

⑥ 其阴大肿：《金匮要略》卷中《水气病脉证并治》作"其人阴肿"。

肝水者，其腹大，不能自转侧，胁下腹中痛，时时津液微生，小便续通。

肺水者，其身肿，小便难，时时鸭溏。

脾水者，其腹大，四肢苦重，津液不生，但苦少气，小便难。

肾水者，其腹大，脐肿，腰痛，不得溺，阴下湿如牛鼻上汗，其足逆冷，面反①瘦。一云：大便反坚。

师曰：诸有水者，腰以下肿，当利小便；腰以上肿，当发汗乃愈。

师曰：寸口脉沉而迟，沉则为水，迟则为寒。寒水相搏，趺阳脉伏，水谷不化。脾气衰则鹜溏，胃气衰则身肿。

少阳脉卑②，少阴脉细，男子则小便不利，妇人则经水不通。经为血，血不利则为水，名曰血分。一云：水分。

问曰：病者苦③水，面目身体四肢皆肿，小便不利。师脉之，不言水，反言胸中痛，气上冲咽，状如炙肉，当微咳喘，审如师言，其脉何类？师曰：寸口脉沉而紧，沉为水，紧为寒；沉紧相搏，结在关元。始时当微，年盛不觉，阳衰之后，荣卫相干，阳损阴盛，结寒微动，肾④气上冲，喉咽塞噎，胁下急痛。医以为留饮而大下之，气击不去，其病不除。后重吐之，胃家虚烦，咽燥欲饮水，小便不利，水谷不化，面目手足浮肿。又与葶苈丸下水，

当时如小差，食饮过度，肿复如前，胸胁苦痛，象若奔豚，其水扬溢，则浮咳喘逆。当先攻击冲气，令止，乃治咳，咳止其喘自差。先治新病，病当在后。言当先治本病也，如治新病则病难已。

黄汗之病，身体洪⑤肿，一作重。发热，汗出而渴，而渴，一作不渴。状如风水；汗沾衣，色正黄如柏汁⑥，其脉自沉。

问曰：黄汗之病，从何得之？师曰：以汗出入水中浴，水从汗孔入得之。黄芪芍药桂枝苦酒汤主之。

黄汗之病，两胫自冷，假令发热，此属历节。食已汗出，又身常暮卧盗汗出者，此劳⑦气也。若汗出已，反发热者，久久其身必甲错。发热不止者，必生恶疮。若身重汗出已，辄轻者，久久必身瞤；瞤则胸中痛。又从腰以上必汗出，下无汗，腰髋弛痛，如有物在皮中状。剧

①　反：原作"又"，形近之误，据仿宋本、吴本、杨本、周本、《金匮要略》卷中《水气病脉证并治》改。

②　卑：吴本、周本作"革"。

③　苦：原作"若"，形近之误，据仿宋本、朱本、张本、《金匮要略》卷中《水气病脉证并治》改。

④　肾：原作"紧"，形近之误，据周本、《金匮要略》卷中《水气病脉证并治》改。

⑤　洪：《金匮要略》卷中《水气病脉证并治》无此字。

⑥　汁：原作"汗"，形近之误，据仿宋本、周本、《金匮要略》卷中《水气病脉证并治》改。

⑦　劳：周本作"荣"。

者不能食，身疼重，烦躁，小便不利，此为黄汗，桂枝加黄芪汤主之。

寸口脉迟而涩，迟则为寒，涩则为血不足；趺阳脉微而迟，微则为气，迟则为寒。寒气不足，则手足逆冷；手足逆冷，则荣卫不利；荣卫不利，则腹满胁①鸣相逐，气转膀胱，荣卫俱劳。阳气不通则身冷，阴气不通则骨疼。阳前通则恶寒，阴前通则痹不仁。阴阳相得，其气乃行，大气一转，其气乃散。实则失气，虚则遗溺，名曰气分。气分，心下坚，大如盘，边如旋杯，水饮所作，桂枝去芍药加麻黄细辛附子汤主之。

心下坚，大如盘，边如旋盘，水饮所作②，枳实术汤主之。

平黄疸寒热疟脉证第九

凡黄候，其寸口脉近掌无脉，口鼻冷，并不可治。

脉沉，渴欲饮水，小便不利者，皆发黄。

腹满，舌痿黄③，躁不得睡，属黄家。

师曰：病黄疸，发热烦喘，胸满口燥④者，以发病时火劫其汗，两热相得。然黄家所得，从湿得之，一身尽发热而黄，肚热，热在里，当下之。

师曰：黄疸之病，当以十八日为期，治之十日以上为差，反剧为难治。

又曰：疸而渴者，其疸难治；疸而不渴者，其疸可治。发于阴部，其人必呕；发于阳部，其人振寒而发热也。

师曰：诸病黄家，但利其小便。假令脉浮，当以汗解之，宜桂枝加黄芪汤。又男子黄，小便自利，当与小建中汤。

黄疸腹满，小便不利而赤，自汗出，此为表和里实，当下之。宜大黄黄柏栀子芒消汤⑤。

黄疸病，小便色不变，欲自利，腹满而喘，不可除热，热除必哕。哕者，小半夏汤主之。

夫病酒黄疸，必小便不利，其候⑥心中热，足下热，是其证也。

心中懊憹而热，不能食，时欲吐，名曰酒疸。

酒黄疸者，或无热，靖言了了，腹满欲吐，鼻燥。其脉浮者，先吐之；沉弦者，先下之。

酒疸，心中热，欲呕者，吐之

① 胁：《金匮要略》卷中《水气病脉证并治》作"肠"，义长。

② 心下坚……水饮所作：周本作一个"或"字，承上文，连下句读。

③ 舌痿黄：《金匮论注》认为"舌萎黄"当作"身萎黄"。

④ 燥：原作"躁"，形近之误，据仿宋本、吴本、周本、《金匮要略》卷中《黄疸病脉证并治》改。

⑤ 大黄黄柏栀子芒消汤：《金匮要略》卷中《黄疸病脉证并治》作"大黄消石汤"。

⑥ 候：原作"喉"，形近之误，据仿宋本、周本、《金匮要略》卷中《黄疸病脉证并治》改。

即愈。

酒疸，黄色，心下结热①而烦。

酒疸下之，久久为黑疸，目青面黑，心中如啖蒜齑状，大便正黑，皮肤爪之不仁，其脉浮弱。虽黑微黄，故知之。

寸口脉微而弱，微则恶寒，弱则发热。当发不发，骨节疼痛；当烦不烦，而极汗出。跌阳脉缓而迟，胃气反强；少阴脉微，微则伤精，阴气寒冷。少阴不足，谷气反强，饱则烦满，满则发热；客热消谷，发已复②饥；热则腹满，微则伤精，谷强则瘦，名曰谷寒热。

阳明病，脉迟者，食难用饱，饱则发烦头弦者，必小便难。此欲作谷疸。虽下之，腹满如故。所以然者，脉迟故也。

师曰③：寸口脉浮而缓，浮则为风，缓则为痹。痹非中风，四肢苦烦；脾色必黄，瘀热以行。

跌阳脉紧而数，数则为热，热则消谷；紧则为寒，食即满也④。尺脉浮为伤肾，跌阳脉紧为伤脾。风寒相搏，食谷则弦；谷气不消，胃中苦浊。浊气下⑤流，小便不通；阴被其寒，热流膀胱，身体尽黄，名曰谷疸。

额上黑，微汗出，手足中热，薄暮则发，膀胱急，小便自利，名曰女劳疸。腹如水状，不治。

黄家，日晡所发热，而反恶寒，此为女劳得之。膀胱急，少腹满，身尽黄，额上黑，足下热，因作黑疸。其腹胀如水状，大便必黑，时溏，此女劳之病，非水也。腹满者难治。硝石矾石散主之。

夫疟脉自弦也。弦数者多热，弦迟者多寒，弦小紧者可下之，弦迟者可温药⑥。若脉紧数者⑦，可发汗、针灸之；浮大者，吐之；脉弦数者，风发也，以饮食消息止之。

疟病结为癥瘕，名曰疟母，鳖甲煎丸主之。

疟但见热者，温疟也。其脉平，身无寒但热，骨节疼烦，时呕，朝发暮解，暮发朝解⑧，名曰温疟。白虎加桂枝汤主之。

疟多寒者，牡疟也。蜀漆散主之。

平胸痹心痛短气贲豚脉证第十

师曰：夫脉当取太过与⑨不及，

---

① 热：周本作"实"。
② 复：仿宋本、周本作"腹"。
③ 师曰：《金匮要略》卷中《黄疸病脉证并治》无此二字。
④ 满也：周本作"腹满"；《金匮要略》卷中《黄疸病脉证并治》作"为满"。
⑤ 下：周本作"不"。
⑥ 温药：《金匮要略》卷上《疟病脉证并治》作"温之"。
⑦ 若脉紧数者：《金匮要略》卷上《疟病脉证并治》作"弦紧者"。
⑧ 朝发暮解，暮发朝解：《金匮要略》卷上《疟病脉证并治》无此八字。
⑨ 与：《金匮要略》卷上《胸痹心痛短气病脉证治》无。

阳微阴弦，则胸痹而痛。所以然者，责其极虚也。今阳虚知在上焦，所以胸痹心痛者，以其脉阴弦故也。

胸痹之病，喘息咳唾，胸背痛，短气，寸口脉沉而迟，关上小紧数者，栝楼薤白白酒汤主之。

平人无寒热，短气不足以息者，实也。

贲豚病者，从小腹起，上冲咽喉，发作时①欲死，复②止。皆从惊③得。其气上冲胸腹痛，及往来寒热，贲豚汤主之。

师曰：病有贲豚，有吐脓，有惊怖，有火邪。此四部病，皆从惊发得之。

平腹满寒疝宿食脉证第十一

趺阳脉微弦，法当腹满，不满者必下部闭塞，大便难，两胠一云脚疼痛，此虚寒从下上也，当以温药服之。

病者腹满，按之不痛为虚，痛者为实，可下之。舌黄未下者，下之黄自去。腹满时减，减④复如故，此为寒，当与温药。

趺阳脉紧而浮，紧则为痛，浮则为虚，虚则肠鸣，紧则坚满。

脉双弦而迟者，必心下坚；脉大而紧者，阳中有阴也，可下之。

病腹中满痛，为实，当下之。

腹满不减，减不足言，当下之⑤。

病腹满，发热数十日⑥，脉浮而数，饮食如故，厚朴三物汤主之；腹满痛⑦，厚朴七物汤主之。

寸口脉迟而缓，迟则为寒，缓则为气，气寒相搏，转绞而痛。

寸口脉迟而涩，迟为寒，涩为无血。

夫中寒家喜欠，其人清涕出，发热色和者，善嚏。

中寒，其人下利，以里虚也，欲嚏不能，此人肚中寒。一作痛。

夫瘦人绕脐痛，必有风冷，谷气不行，而反下之，其气必冲，不冲者，心下则痞。

寸口脉弦者，则胁下拘⑧急而痛，其人啬啬恶寒也。

寸口脉浮而滑，头中痛。

趺阳脉缓而迟，缓则为寒，迟

---

① 时：《金匮要略》卷上《奔豚气病脉证治》无。

② 复：此下《金匮要略》卷上《奔豚气病脉证治》有"还"字。

③ 惊：此下《金匮要略》卷上《奔豚气病脉证治》有"恐"字。

④ 减：《金匮要略》卷中《腹满寒疝宿食病脉证治》无。

⑤ 之：此下《金匮要略》卷中《腹满寒疝宿食病脉证治》有"宜大承气汤"。

⑥ 数十日：周本作"十数日"；《金匮要略》卷中《腹满寒疝宿食病脉证治》作"十日"。

⑦ 厚朴三物汤主之，腹满痛：《金匮要略》卷中《腹满寒疝宿食病脉证治》无此十字。

⑧ 拘：原作"俱"，音近之误，据仿宋本、周本、《金匮要略》卷中《腹满寒疝宿食病脉证治》改。

则为虚，虚寒相搏，则欲食温。假令食冷，则咽痛。

寸口脉微，尺中紧而涩，紧则为寒，微则为虚，涩则血不足，故知发汗而复下之也。紧在中央，知寒尚在。此本寒气，何为发汗复下之耶！

夫脉浮①而紧乃弦，状如弓弦，按之不移。脉数弦者，当下其寒。

胁下偏痛②，其脉紧弦，此寒也。以温药下之，宜大黄附子汤。

寸口脉弦而紧，弦则卫气不行，卫气不行则恶寒，紧则不欲食，弦紧相搏，则为寒疝。

趺阳脉浮而迟，浮则为风虚，迟则为寒疝。寒疝绕脐痛，若发则白汗出，手足厥寒。其脉沉弦③者，大乌头汤④主之。

问曰：人病有宿食，何以别之？师曰：寸口脉浮大，按之反涩，尺中亦微而涩，故知有宿食⑤。

寸口脉紧如转索，左右⑥无常者，有宿食。

寸口脉紧，即头痛，风寒，或腹中有宿食不化。

脉滑而数者，实也，有宿食，当下之⑦。

下利不欲食者，有宿食，当下之⑧。

大下后，六七日不大便，烦不解，腹满痛，此有燥屎也。所以然者，本有宿食故也。

宿食在上管，当吐之⑨。

平五脏积聚脉证第十二

问曰：病有积，有聚，有系气⑩，系，一作谷。下同。何谓也？师曰：积者，脏病也，终不移；聚者，腑病也，发作有时，展转痛移，为可治；系气者，胁下痛，按之则愈，愈⑪复发，为系气。夫病已愈，不得复发，今病复发，即为系气也⑫。

诸积大法，脉来细而附骨者，乃积也。细，一作结。寸口，积在胸中；微出寸口，积在喉中；关上，

---

① 夫脉浮：《金匮要略》卷中《腹满寒疝宿食病脉证治》作"其脉数"。

② 痛：此下《金匮要略》卷中《腹满寒疝宿食病脉证治》有"发热"二字。

③ 弦：《金匮要略》卷中《腹满寒疝宿食病脉证治》作"紧"。

④ 汤：《金匮要略》卷中《腹满寒疝宿食病脉证治》作"煎"。

⑤ 食：此下《金匮要略》卷中《腹满寒疝宿食病脉证治》有"大承气汤主之"。

⑥ 左右：《金匮要略》卷中《腹满寒疝宿食病脉证治》无此二字。

⑦ 当下之：《金匮要略》卷中《腹满寒疝宿食病脉证治》作"下之愈，宜大承气汤"。

⑧ 当下之：此下《金匮要略》卷中《腹满寒疝宿食病脉证治》有"宜大承气汤"。

⑨ 当吐之：此下《金匮要略》卷中《腹满寒疝宿食病脉证治》有"宜瓜蒂散"。

⑩ 系气：《金匮要略》卷中《五脏风寒积聚病脉证并治》作"䅽气"。下同。考历代注家论述，当以"䅽气"为是。

⑪ 愈：《金匮要略》卷中《五脏风寒积聚病脉证并治》无此字。

⑫ 夫病……为系气也：《金匮要略》卷中《五脏风寒积聚病脉证并治》无此数句。

积在脐旁；上关上，积在心下；微下关，积在少腹；尺，积在气街①。脉出在左，积在左；脉出在右，积在右；脉两出，积在中央。各以其部处之。

诊得肺积，脉浮而毛，按之辟易；胁下气逆，背相引痛，少气，善忘，目瞑，皮肤寒，秋差夏剧，主皮中时痛，如虱缘之状；甚者如针刺，时痒，其色白。

诊得心积，脉沉而芤，上下无常处，病胸满，悸，腹中热，面赤，嗌干，心烦，掌中热；甚即唾血。主身瘛疭，主血厥，夏差冬剧，其色赤②。

诊得脾积，脉浮大而长，饥则减，饱则见，膜起与谷争减，心下累累如桃李，起见于外，腹满呕泄，肠鸣，四肢重，足胫肿，厥不能卧，是③主肌肉损，其色黄。

诊得肝积，脉弦而细，两胁下痛，邪走心下，足肿寒，胁痛引少腹，男子积、疝，女子瘕、淋，身无膏泽，喜转筋，爪甲枯黑，春差秋剧，其色青。

诊得肾积，脉沉而急，苦脊与腰相引痛，饥则见，饱则减，小腹里急，口干，咽肿伤烂，目眕眕，骨中寒，主髓厥，善忘，其色黑。

寸口脉沉而横者，胁下及腹中有横积痛，其脉弦，腹中急痛，腰背痛相引，腹中有寒，疝瘕。

脉弦紧而微细者，癥也。夫寒瘕癥瘕积聚之脉皆弦紧，若在心下，即寸弦紧；在胃管，即关弦紧；在脐下，即尺弦紧。一曰：关脉弦长，有积在脐左右上下也。

又脉癥法，左手脉横，癥在左；右手脉横，癥在右；脉头大者在上，头小者在下。

又法，横脉见左，积在右；见右，积在左。偏得洪④实而滑，亦为积；弦紧，亦为积，为寒痹，为疝痛。

内有积，不见脉，难治；见一脉—作胁相应，为易治；诸不相应，为不治。

左手脉大，右手脉小，上病在左胁，下病在左足。

右手脉大，左手脉小，上病在右胁，下病在右足。

脉弦而伏者，腹中有癥，不可转也，必死不治。

脉来细而沉，时直者，身有痈肿，若腹中有伏梁。

脉来小沉而实者，胃中有积聚，不下食，食即吐。

平惊悸衄吐下血胸满瘀血脉证第十三

寸口脉动而弱，动则为惊，弱

---

① 气街：《金匮要略》卷中《五脏风寒积聚病脉证并治》作"气冲"，义同。

② 其色赤：《诸病源候论》卷十九《伏梁候》作"唾脓血者死"。

③ 是：周本作"起"，连上句读。

④ 洪：周本作"横"，义长。

则为悸。

跌阳脉微而浮，浮则胃气虚，微则不能食，此恐惧之脉，忧迫所作也。惊生病者，其脉止而复来。其人目睛不转，不能呼气①。

寸口脉紧，跌阳脉浮②，胃气则虚。

寸口脉紧，寒之实也。寒在上焦，胸中必满而噫。胃气虚者，跌阳脉浮，少阳脉紧，心下必悸。何以言之？寒水相搏，二气相争，是以悸。

脉得诸涩濡弱，为亡血。

寸口脉弦而大，弦则为减，大则为芤；减则为寒，芤则为虚。寒虚相搏，此名为革。妇人则半产漏下，男子则亡血。

亡血家，不可攻其表，汗出则寒栗而振。

问曰：病衄连日不止，其脉何类？师曰：脉来轻轻在肌肉，尺中自溢，一云：尺脉浮。目睛晕黄，衄必未止；晕黄去，目睛慧了，知衄今止。

师曰：从春至夏发③衄者太阳，从秋至冬发衄者阳明。

寸口脉微弱，尺脉涩弱，则发热，涩为无血，其人必厥，微呕。夫厥，当眩不眩，而反头痛，痛为实，下虚上实，必衄也。

太阳脉大而浮，必衄吐血。

病人面无血色，无寒热，脉沉弦者，衄也。

衄家，不可发其汗，汗出必额上促急而紧④，直视而不能眴，不得眠。

脉浮弱，手按之绝者，下血；烦咳者，必吐血。

寸口脉微而弱，气血俱虚，男子则吐血，女子则下血。呕吐、汗出者，为可治。

跌阳脉微而弱，春以胃气为本，吐利者为可。不者，此为有水气，其腹必满，小便则难。

病人身热，脉小绝者，吐血，若下血，妇人亡经，此为寒。脉迟者，胸上有寒，噫⑤气喜唾。

脉有阴阳，跌阳、少阴脉皆微，其人不吐下，必亡血。

脉沉为在里，荣卫内结，胸满，必吐血。

男子盛大，其脉阴阳微，跌阳亦微，独少阴浮大，必便血而失精。设言淋者，当小便不利。

跌阳脉弦，必肠痔下血。

病人胸满，唇痿，舌青，口燥，其人但欲漱水不欲咽，无寒热，脉微大来迟，腹不满，其人言我满，

---

① 不转，不能呼气：廖本、钱本、朱本作"不了了"。

② 浮：周本作"虚"。

③ 发：《金匮要略》卷中《惊悸吐血下血胸满瘀血病脉证治》无此字。

④ 促急而紧：《金匮要略》卷中《惊悸吐血下血胸满瘀血病脉证治》作"陷脉紧急"。

⑤ 噫：原作"悸"，文理医理均难通顺，据仿宋本、吴本、周本改。

为有瘀血；当汗出不出，内结亦为瘀血①。病者如热状，烦满，口干燥而渴，其脉反无热，此为阴伏，是瘀血也，当下之。

下血，先见血，后见便，此近血也②；先见便，后见血，此远血也③。

平呕吐哕下利脉证第十四

呕而脉弱，小便复利，身有微热，见厥者，难治。

趺阳脉浮者，胃气虚，寒气在上，忧气④在下；二气并争，但出不入，其人即呕而不得食，恐怖而死，宽缓即差。

夫呕家有痈脓者，不可治呕，脓尽自愈。

先呕却渴者，此为欲解；先渴却呕者，为水停心下，此属饮家。

呕家本渴，今反不渴者，以心下有支饮也。

问曰：病人脉数，数为热，当消谷引食，而反吐者，何也？师曰：以发其汗，令阳微，膈气虚，脉乃数，数为客热，不能消谷，胃中虚冷，故吐也。

阳紧阴数，其人食已即吐；阳浮而数，亦为吐。

寸紧尺涩，其人胸满，不能食而吐，吐止者，为下之，故不能食。设言未止者，此为胃反，故尺为之微涩也。

寸口脉紧而芤，紧则为寒，芤则为虚；虚寒相搏，脉为阴结而迟，其人则噎，关上脉数，其人则吐。

脉弦者，虚也。胃气无余，朝食暮吐，变为胃反。寒在于上，医反下之，今脉反弦，故名曰虚。

趺阳脉微而涩，微则下利，涩则吐逆，谷不得入也。

寸口脉微而数，微则无气，无气则荣虚；荣虚则血不足，血不足则胸中冷。

趺阳脉浮而涩，浮则为虚，涩则伤脾；脾伤则不磨，朝食暮吐，暮食朝吐，宿谷不化，名曰胃反。脉紧而涩，其病难治。

夫吐家，脉来形状如新卧起。

病人欲吐者，不可下之。

呕吐而病在膈上，后思水者，解，急与之。思水者，猪苓散主之。

哕而腹满，视其前后，知何部不利，利之即愈。

夫六腑气绝于外者，手足寒，上气，脚缩；五脏气绝于内者，下利不禁。下甚者，手足不仁。

---

① 当汗出……为瘀血：《金匮要略》卷中《惊悸吐血下血胸满瘀血病脉证治》无此十一字。

② 也：此下《金匮要略》卷中《惊悸吐血下血胸满瘀血病脉证治》有"赤小豆当归散主之"。

③ 先见便……此远血也：《金匮要略》卷中《惊悸吐血下血胸满瘀血病脉证治》作"下血，先便后血，此远血也。黄土汤主之"。

④ 忧气：仿宋本、周本作"暖气"，与上文"寒气"为对文。

下利，脉沉弦者，下重；其脉大者，为未止；脉微弱数者，为欲自止，虽发热不死。

脉滑，按之虚绝者，其人必下利。

下利，有微热，其人渴①；脉弱者，今自愈。

下利，脉数，若微发热，汗自出者，自愈。设脉复紧，为未解。

下利，寸脉反浮数，尺中自涩，其人必清脓血。

下利，手足厥，无脉，灸之不温；若脉不还，反微喘者，死。

少阴负趺阳者，为顺也。

下利，脉数而浮②—作渴者，今自愈。设不差，其人必清脓血，以有热故也。

下利后，脉绝，手足厥冷，晬时脉还，手足温者，生；脉不还者，死。

下利，脉反弦，发热身汗者，自愈。

下利气③者，当利其小便。

下利清谷，不可攻其表，汗出必胀满。其脏寒者，当下之④。

下利，脉沉而迟，其人面少赤，身有微热。

下利清谷，必郁冒汗出而解，其人微厥。所以然者，其面戴阳，下虚故也。

下利，腹胀满，身体疼痛，先温其里，乃攻其表⑤。

下利，脉迟而滑者，实也，利未欲止，当下之⑥。

下利，脉反滑者，当有所去，下乃愈⑦。

下利差，至其年月日时复发，此为病不尽，当复下之⑧。

下利而谵语者，为有燥屎也，宜下之⑨。

下利而腹痛满，为寒实，当下之。

下利腹中坚者，当下之。

下利后更烦，按其心下濡者，为虚烦也⑩。

下利后，脉三部皆平，按其心下坚者，可下之⑪。

① 其人渴：《金匮要略》卷中《呕吐哕下利病脉证治》作"而渴"，连上句读。
② 浮：《金匮要略》卷中《呕吐哕下利病脉证治》作"渴"。
③ 气：吴本、杨本、周本作"热"。
④ 其脏寒者，当下之：《金匮要略》卷中《呕吐哕下利病脉证治》无此七字。仿宋本、吴本、周本"下"作"温"。
⑤ 表：此下《金匮要略》卷中《呕吐哕下利病脉证治》有"温里宜四逆汤，攻表宜桂枝汤"两句。
⑥ 当下之：《金匮要略》卷中《呕吐哕下利病脉证治》作"急下之，宜大承气汤"。
⑦ 愈：此下《金匮要略》卷中《呕吐哕下利病脉证治》有"宜大承气汤"。
⑧ 之：此下《金匮要略》卷中《呕吐哕下利病脉证治》有"宜大承气汤"五字。
⑨ 宜下之：《金匮要略》卷中《呕吐哕下利病脉证治》作"小承气汤主之"。
⑩ 也：此下《金匮要略》卷中《呕吐哕下利病脉证治》有"栀子豉汤主之"六字。
⑪ 可下之：《金匮要略》卷中《呕吐哕下利病脉证治》作"急下之，宜大承气汤"。

下利，脉浮大者，虚也，以强下之故也。设脉浮革，因尔肠鸣，当温之。

病者痿黄，躁而不渴，胃中寒实，而下利不止者，死。

夫风寒下者，不可下之，下之后心下坚痛。脉迟者为寒，但当温之。脉沉紧，下之亦然。脉大浮弦，下之当已。

平肺痿肺痈咳逆上气淡饮脉证第十五

问曰：热在上焦者，因咳为肺痿。肺痿之病，从何得之？师曰：或从汗出，或从呕吐，或从消渴，小便利数，或从便难，数被快药下利，重亡津液，故得之。

寸口脉不出，反而发汗，阳脉早索，阴脉不涩，三焦踟蹰，入而不出，阴脉不涩，身体反冷，其内反烦，多唾①唇燥，小便反难，此为肺痿。伤于津液，便如烂瓜，亦如豚脑。但坐发汗故也。

肺痿，其人欲咳不得咳，咳则出干沫②，久久小便不利，甚则脉浮弱。

肺痿，吐涎沫而不咳者，其人不渴，必遗溺，小便数。所以然者，以上虚不能制下③也。此为肺中冷，必眩，多涎唾。甘草干姜汤以温其脏④。

师曰：肺痿咳唾，咽燥欲饮水者，自愈；自张口者，短气也。

咳而口中自有津液，舌上胎滑，此为浮寒，非肺痿也。

问曰：寸口脉数，其人咳，口中反有浊唾涎沫者，何也？师曰：此为肺痿之病。若口中辟辟燥，咳则胸中隐隐痛，脉反滑数，此为肺痈。

咳唾脓血，脉数虚者，为肺痿；脉数实者，为肺痈。

问曰：病咳逆，脉之何以知此为肺痈，当有脓血，吐之则死？后竟吐脓死⑤，其脉何类？师曰：寸口脉微⑥而数，微则为风，数则为热；微则汗出，数则恶寒；风中于卫，呼气⑦不入，热过于荣，吸而不出；风伤皮毛，热伤血脉，风舍于肺，其人则咳。口干喘满，咽燥不渴，多唾浊沫，时时振寒。热之所过，血为凝滞，蓄结痈脓，吐如米粥。始萌可救，脓成则死。

咳而胸满振寒，脉数，咽干不

---

① 唾：周本作"吐"。

② 咳则出干沫：《太平圣惠方》卷六《治肺萎诸方》作"吐沫相粘脓血而"。

③ 下：此下《金匮要略》卷上《肺痿肺痈咳嗽上气病脉证治》有"故"字。

④ 以温其脏：《金匮要略》卷上《肺痿肺痈咳嗽上气病脉证治》作"以温之。若服汤已渴者，属消渴"。

⑤ 后竟吐脓死：《金匮要略》卷上《肺痿肺痈咳嗽上气病脉证治》无此五字。

⑥ 微：《医宗金鉴》卷十九按："脉微之三微字，当是三浮字。微字文气不属，必是传写之讹"。

⑦ 气：吴本、周本作"吸"。

渴，时时出浊唾腥臭，久久吐脓如粳米粥者，为肺痈。桔梗汤主之。

肺痈，胸满胀，一身面目浮肿，鼻塞[①]清涕出，不闻香臭酸辛，咳逆上气，喘鸣迫塞。葶苈大枣泻肺汤主之。

寸口脉数，趺阳脉紧，寒热相搏，故振寒而咳。趺阳脉浮缓，胃气如经，此为肺痈。

问曰：振寒发热，寸口脉滑而数，其人饮食起居如故，此为痈肿病，医反不知，而以伤寒治之，应不愈也。何以知有脓？脓之所在，何以别知其处？师曰：假令脓[②]在胸中者，为肺痈。其人脉数，咳唾有脓血。设脓未成，其脉自紧数；紧去但数，脓为已成也。

夫病吐血，喘咳上气，其脉数，有热，不得卧者，死；上气面浮肿，肩息，其脉浮大，不治；又加利尤甚。上气，躁而喘者，属肺胀，欲作风水，发汗则愈。一云：咳而上气，肺胀；其脉沉，心下有水气也。《要略》《千金》《外台》沉作浮。

夫酒客[③]咳者，必致吐血，此坐极饮过度所致也。

咳家脉弦，为有水，可与十枣汤下之。

咳而脉浮，其人不咳[④]不食，如是四十日乃已。一云：三十日。

咳而时发热，脉卒弦者，非虚也，此为胸中寒实所致也，当吐之。

咳家，其脉弦，欲行吐药，当相人强弱，而无热，乃可吐之。其脉沉者，不可发汗。

久咳数岁，其脉弱者，可治；实大数者，不可治[⑤]。

其脉虚者，必苦冒，其人本有支饮在胸中故也，治属饮家。

问曰：夫饮有四，何谓也？师曰：有淡饮，一云：留饮。有悬饮，有溢饮，有支饮。问曰：四饮何以为异？师曰：其人素盛今瘦，水走肠间，沥沥有声，谓之淡饮；饮后水流在胁下，咳唾引痛，谓之悬饮；饮水流行，归于四肢，当汗出而不汗出，身体疼重，谓之溢饮；咳逆倚息，短气不得卧，其形如肿，谓之支饮。

留饮者，胁下痛引缺盆，咳嗽转盛。[⑥] 一云：辄已。

胸中有留饮，其人短气而渴，四肢历节痛，其脉沉者，有留饮。

夫心下有留饮，其人背寒冷大如手。

病者脉伏，其人欲自利，利者反快，虽利，心下续坚满，此为留饮欲去故也，甘遂半夏汤主之。

---

① 塞：原作"寒"，形近之误，据仿宋本、吴本、周本改。

② 脓：周本作"痛"。

③ 客：吴本、周本作"家"。

④ 咳：周本作"渴"。

⑤ 不可治：《金匮要略》卷中《痰饮咳嗽病脉证并治》作"死"。

⑥ 转盛：《金匮要略》卷中《痰饮咳嗽病脉证并治》作"则辄已"。

病淡饮者，当以温药和之。

心下有淡饮，胸胁支满，目眩，甘草草，一作遂汤①主之。

病溢饮者，当发其汗，小青龙汤主之②。

支饮亦喘而不能卧，加短气，其脉平也。

膈间支饮，其人喘满，心下痞坚，面色黧黑，其脉沉紧，得之数十日，医吐下之不愈，木防己汤主之。

心下有支饮，其人苦冒眩，泽泻汤主之。

呕家本渴，渴者为欲解，今反不渴，心下有支饮故也。小半夏汤主之。

夫有支饮家，咳烦，胸中痛者，不卒死，至一百日或一岁，可与③十枣汤。

膈上之病④，满喘咳吐，发则寒热，背痛腰疼，目泣自出，目泣自出，一作目眩。其人振振身瞤剧，必有伏饮。

夫病人饮水多，必暴喘满。凡食少饮多，心下水停，甚者则悸，微者短气。

脉双弦者，寒也。皆大下后喜虚；脉偏弦者，饮也。肺饮不弦，但喜⑤喘短气。

病人一臂不随⑥，时复转移在一臂，其脉沉细，非风也。必有饮在上焦，其脉虚者为微劳，荣卫气不周故也，久久自差。一云：冬自差。

腹满，口苦⑦干燥，此肠间有水气也，防己椒目葶苈大黄丸主之。

假令瘦人脐下悸，吐涎沫而癫眩者，水也，五苓散主之。

先渴却呕，为水停心下，此属饮家，半夏加茯苓汤主之。

水在心，心下坚筑，短气，恶水不欲饮。

水在肺，吐涎沫，欲饮水。

水在脾，少气身重。

水在肝，胁下支满，嚏而痛。

水在肾，心下悸。

平痈肿肠痈金疮浸淫脉证第十六

脉数，身无热，内有痈也。一云：腹无积聚，身体（一本作体）无热，脉数，此为肠有脓，薏苡附子败酱汤主之⑧。

---

① 甘草汤：《金匮要略》卷中《痰饮咳嗽病脉证并治》作"苓桂术甘汤"。

② 小青龙汤主之：《金匮要略》卷中《痰饮咳嗽病脉证并治》作"大青龙汤主之，小青龙汤亦主之"。

③ 可与：《金匮要略》卷中《痰饮咳嗽病脉证并治》作"宜"。

④ 之病：《金匮要略》卷中《痰饮咳嗽病脉证并治》作"病痰"。

⑤ 喜：《金匮要略》卷中《痰饮咳嗽病脉证并治》作"苦"。

⑥ 随：周本作"遂"，义同。

⑦ 苦：周本作"舌"。

⑧ 一云腹无……主之：仿宋本无括号中"一本作无"四字；《金匮要略》卷中《疮痈肠痈浸淫病脉证并治》"肠有脓"作"肠内有痈脓"，"汤"作"散"；周本无此段新校正文字，仅以"薏苡附子败酱汤主之"作正文排列。

诸浮数脉，应当发热，而反洒淅恶寒，若有痛处，当发其痈。

脉微而迟，必发热，弱而数，为振寒，当发痈肿。

脉浮而数，身体无热，其形嘿嘿，胸中微躁，一作胃中微燥。不知痛之所在，此人当发痈肿。

脉滑而数，数则为热，滑则为实；滑则主荣，数则主卫；荣卫相逢，则结为痈；热之所过，则为脓也。

师曰：诸痈肿欲知有脓与无脓，以手掩肿上，热者为有脓，不热者为无脓也。

问曰：官羽林妇病，医脉之，何以知妇人肠中有脓，为下之则愈？师曰：寸口脉滑而数，滑则为实，数则为热；滑则为荣，数则为卫；卫数下降，荣滑上升；荣卫相干，血为浊败；少腹痞坚，小便或涩，或时汗出，或复恶寒，脓为已成。设脉迟紧，聚为瘀血，血下①则愈。

肠痈之为病，其身体甲错，腹皮一作支急，按之濡，如肿状。

肠痈者，小腹肿②，按之则痛，小便数如淋③，时时发热，自汗出，复恶寒。其脉迟紧者，脓未成，可下之，当有血；脉洪数者，脓已成，不可下也，大黄牡丹汤主之。

问曰：寸口脉微④而涩，法当亡血，若汗出。设不汗云何？答曰：若身有疮，被刀器所伤，亡血故也。

浸淫疮，从口起流向四肢者，可治；从四肢流来入口者，不可治之。

---

① 血下：周本作"下之"。
② 肿：此下《金匮要略》卷中《疮痈肠痈浸淫病脉证并治》有"痞"字。
③ 按之则……如淋：《金匮要略》卷中《疮痈肠痈浸淫病脉证并治》作"按之即痛如淋，小便自调"。
④ 微：此上《金匮要略》卷中《疮痈肠痈浸淫病脉证并治》有"浮"字。

脉经卷第九

朝散大夫守光禄卿直秘阁判登闻检院上护军 臣 林亿 等类次

平妊娠分别男女
将产诸证第一

脉平而虚者，乳子法也。经云：阴搏阳别，谓之有子。此是血气和调，阳施阴化也。诊其手少阴脉动甚者，妊子也。少阴，心脉也。心主血脉。又，肾名胞门、子户，尺中，肾脉也。尺中之脉，按之不绝，法妊娠也①。左右三部脉②沉浮正等，按之无绝③者，有娠也。妊娠初时，寸微小，呼吸五至，三月而尺数也。脉滑疾，重以手按之散者，胎已三月也。脉重手按之不散，但疾不滑者，五月也。

妇人妊娠四月，欲知男女法，左④疾为男，右⑤疾为女，俱⑥疾为生二子。

又法：得太阴脉为男，得太阳脉为女。太阴脉沉，太阳脉浮。

又法：左手沉实为男，右手浮大为女。左右手俱沉实，猥生二男。左⑦右手俱浮大，猥生二女。

又法：尺脉左偏大为男，右偏大为女。左右俱大，产二子。大者如实状⑧。

又法：左右尺俱浮，为产二男；不尔，则女作男生。左右尺俱沉，为产二女；不尔，则男作女生也。

又法：遣妊娠人面南行，还复呼之，左回首者是男，右回首者是女也。

又法：看上圊时，夫从后急呼之，左回首是男，右回首是女也。

————

① 法妊娠也：《诸病源候论》卷四十一《妊娠候》作"妊娠脉也"。

② 三部脉：此上周本有"左右"二字；《诸病源候论》卷四十一《妊娠候》无"脉"字。

③ 绝：此下《诸病源候论》卷四十一《妊娠候》有"断"字。

④ 左：此下《诸病源候论》卷四十一《妊娠候》有"脉"字。

⑤ 右：此下《诸病源候论》卷四十一《妊娠候》有"脉"字。

⑥ 俱：此上《诸病源候论》卷四十一《妊娠候》有"左右"二字。

⑦ 左：《诸病源候论》卷四十一《妊娠候》无此字。

⑧ 大者如实状：《诸病源候论》卷四十一《妊娠候》无此五字。

又法：妇人妊娠，其夫左乳房有核是男，右乳房有核是女也。

妇人①怀妊离经，其脉浮，设腹痛引腰脊，为今欲生②也。但离经者，不病也。

又法：妇人欲生，其脉离经，半夜觉③，日中则生也。

平妊娠胎动血分水分吐下腹痛证第二

妇人怀胎一月之时，足厥阴脉养；二月，足少阳脉养；三月，手心主脉养；四月，手少阳脉养；五月，足太阴脉养；六月，足阳明脉养；七月，手太阴脉养；八月，手阳明脉养；九月，足少阴脉养；十月，足太阳脉养。诸阴阳各养三十日活儿。手太阳、少阴不养者，下主月水，上为乳汁④，活儿养母。怀妊者，不可灸刺其经，必堕胎。

妇人怀妊，三月而渴，其脉反迟者，欲为水分；复腹痛者，必堕胎。

脉浮汗出者，必闭。其脉数者，必发痈脓。五月、六月脉数者，必向坏⑤。脉紧者，必胞漏⑥。脉迟者，必腹满而喘。脉浮者，必水坏为肿。

问曰：有一妇人，年二十所，其脉浮数，发热呕咳，时下利，不欲食，脉复浮，经水绝，何也？师曰：法当有娠。何以故？此虚家法当微弱，而反浮数，此为戴阳；阴阳和合，法当妊娠，到立秋热当自去。何以知然？数则为热，热者是火，火是木之子，死于未，未为六月位，土王，火休废，阴气生，秋节气至，火气当罢，热自除去，其病即愈。

师曰：乳后三月有所见，后三月来，脉无所见，此便是躯。有儿者护之，恐病利也，何以故？怀妊阳气内养，乳中虚冷，故令儿利。

妇人怀妊六月、七月，脉弦发热，其胎逾腹⑦，腹痛恶寒，寒者小腹如扇之状。所以然者，子脏闭⑧故也，当以附子汤温其脏。

妇人妊娠七月，脉实大牢强者，生；沉细者，死。

妇人妊娠八月，脉实大牢强弦紧者，生；沉细者，死。

妇人怀躯六月、七月，暴下斗余水，其胎必倚而堕，此非时孤浆

---

① 妇人：《千金要方》卷二《妊娠恶阻》作"妊娠欲知将产者"。

② 欲生：《千金要方》卷二《妊娠恶阻》作"出"。

③ 觉：此下《千金要方》卷二《妊娠恶阻》有"痛"字。

④ 汁：原作"汗"，形近之误，据仿宋本、吴本、杨本、周本改。

⑤ 向坏：廖本作"内坏"；《诸病源候论》卷四十一《妊娠候》作"向怀"。

⑥ 胞漏：周本作"胞满"；《诸病源候论》卷四十一《妊娠候》作"胞阻"。

⑦ 逾腹：《金匮要略》卷下《妇人妊娠病脉证并治》作"愈胀"。

⑧ 闭：仿宋本、吴本、杨本、周本、《金匮要略》卷下《妇人妊娠病脉证并治》"开"。

预下故也。

师曰：寸口脉洪而涩，洪则为气，涩则为血；气动丹田，其形即温；涩在于下，胎冷若冰；阳气胎活，阴气必终。欲别阴阳，其下必僵；假令阳终，畜然若杯。

问曰：妇人妊娠病，师脉之，何以知此妇人双胎，其一独死，其一独生，而为下其死者，其病即愈？然后竟免躯，其脉何类，何以别之？师曰：寸口脉，卫气平调，荣气缓舒，阳施阴化，精盛有余，阴阳俱盛，故成①双躯。今少阴微紧，血即浊凝，经养不周，胎则偏夭，少腹冷满，膝膑疼痛，腰重起难，此为血理②，若不早去，害母失胎。

师曰：妇人有胎，腹痛，其人不安，若胎病不长，欲知生死，令人摸之，如覆杯者则男，如肘头参差起者女也。冷在何面，冷者为死，温者为生。

师曰：妇人有漏下者，有半生③后因续下血都不绝者，有妊娠下血者，假令妊娠腹中痛，为胞漏④一云阻，胶艾汤主之。

妇人妊娠，经断三月⑤而得漏下，下血四十日⑥不止，胎欲动，在于脐上⑦，此为癥痼害⑧。妊娠六月动者，前三月经水利时，胎也；下血者，后断三月衃也。所以下血不止者，其癥不去故也。当下其癥，宜桂枝茯苓丸。

问曰：妇人病，经水断一二月，而反经来，今脉反微涩，何也？师曰：此前月中，若当下利，故令妨经。利止，月经当自下，此非躯也。

妇人经自断而有躯，其脉反弦，恐其后必大下，不成躯也。

妇人怀躯，七月而不可知，时时衄血，而转筋者，此为躯衄⑨也。时嚏而动者，非躯也。

脉来近去远，故曰反，以为有躯，而反断，此为有阳无阴故也。

妇人经月下，但为微少。师脉之，反言有躯，其后审然，其脉何类，何以别之？师曰：寸口脉阴阳俱平，荣卫调和，按之滑，浮之则轻，阳明、少阴，各如经法，身反洒淅，不欲食饮，头痛心乱，呕哕欲吐，呼则微数，吸则不惊，阳多

---

① 成：吴本、周本作"知"。

② 理：周本作"痹"。

③ 半生：原作"中生"，形近之误，据周本改；《金匮要略》卷下《妇人妊娠病脉证并治》作"半产"，义同。

④ 漏：《金匮要略》卷下《妇人妊娠病脉证并治》作"阻"。

⑤ 妊娠，经断三月：《金匮要略》卷下《妇人妊娠病脉证并治》作"宿有癥病，经断未及三月"。

⑥ 下血四十日：周本作"下血四五日"；《金匮要略》卷下《妇人妊娠病脉证并治》无此五字。

⑦ 上：周本作"下"。

⑧ 癥痼害：此三字原脱，文不成句，据《金匮要略》卷下《妇人妊娠病脉证并治》补。

⑨ 衄：原错置于下句"时"字之前，上下文义均不合医理，据《诸病源候论》卷四十一《妊娠候》乙正。

气溢，阴滑气盛，滑则多实，六经养成，所以月见，阴见阳精，汁凝胞散，散者损堕。设复阳盛，双妊二胎。今阳不足，故令激经也。

妇人妊娠，小便难，饮①如故，当归贝母苦参丸主之。

妇人妊娠，有水气，身重，小便不利，洒洒恶寒，起即头眩，葵子茯苓散主之。

妇人妊娠，宜服当归散，即易产无疾苦。

师曰②：有一妇人来诊，一作脉。自道经断不来。师言一月为呕，二月为血，三月为居经，是定作躯也，或为血积。譬如鸡乳子，热者为禄，寒者多浊。且当须后月复来经，当入月几日来；假令以七日所来，因言且须后月十日所来相间③。设其主复来者，因脉之，脉反沉而涩，因问曾经半生，若漏下亡血者，定为有躯，其人言实有，宜是，当护之。今经微弱，恐复不安。设言当奈何？当为合药以治之。

师曰：有一妇人来诊，自道经断即去④。师曰：一月血为闭，二月若有若无，三月为血积。譬如鸡伏子，中寒即浊，中热即禄。欲令胎寿，当治其母，侠寒怀子，命则不寿也。譬如鸡伏子，试取鸡一，毛拔去，覆子不遍，中寒者浊。今夫人有躯，小腹寒，手掌反逆，奈何得有躯？妇人因言，当奈何？师曰：当与温经汤。设与夫家俱来者，有躯；与父母家俱来者，当言寒多，久不作躯。

师曰：有一妇人来诊，因言阴阳俱和调，阳气长，阴气短，但⑤出不入，去近来远，故曰反以为有躯。偏反血断，断来几日。假令审实者，因言急当治，恐经复下。设令宫中人，若寡妇无夫，曾夜梦寐交通，邪气或怀，久作癥瘕，急当治下，服二⑥汤。设复不愈，因言发汤当中下胎，而反不下，此何等意邪？可使且将视赤乌。一作赤马。

师曰：若宫里张氏不差，复来相问。臣亿等详此文理脱误不属。无本可校，以示阙疑，余仿于此。

师曰：脉妇人，得平脉，阴脉小弱，其人渴，不能食，无寒热，名为躯⑦，桂枝⑧主之。法六十日当有娠⑨。设有医治逆者，却一月加吐

---

① 饮：《金匮要略》卷下《妇人妊娠病脉证并治》作"饮食"二字。

② 师曰：自此以下，本篇有多处文字内容殊难理解，对此林亿等新校正有云："臣亿等详此文理脱误不属，无本可校，以示阙疑，余仿于此"；其他校注者亦有标识："以上俱有脱误。"故对于此类文字存疑待考。

③ 间：仿宋本、吴本、周本作"问"。

④ 即去：周本作"脉之"。

⑤ 但：周本作"俱"。

⑥ 二：周作"耳"。

⑦ 为躯：《金匮要略》卷下《妇人妊娠病脉证并治》作"妊娠"，义近。

⑧ 桂枝：《金匮要略》卷下《妇人妊娠病脉证并治》作"桂枝汤"。

⑨ 娠：《金匮要略》卷下《妇人妊娠病脉证并治》作"此证"。

下者，则绝之。方在《伤寒》中①。

妇人脉平而虚者，乳子法也；平而微实者②，奄续法也。而反微涩，其人不亡血、下利，而反甚，其脉虚，但坐乳大儿及乳小儿，此自其常，不能令甚虚竭，病与亡血虚等，必眩冒而短气也。

师曰：有一妇人好装衣来诊，而得脉涩，因问曾乳子、下利，乃当得此脉耳。曾半生、漏下者，可。设不者，经断三月、六月，设乳子漏下，可为奄续，断小儿勿乳，须利止，复来相问，脉之③。

师曰：寸口脉微迟，尺微于寸，寸迟为寒，在上焦，但当吐耳；今尺反虚，复为强下之，如此发胸满而痛者，必吐血，少腹痛、腰脊痛者，必下血。

师曰：寸口脉微而弱，气血俱虚。若下血呕吐汗出者，可；不者，跌阳脉微而弱；春以胃气为本，吐利者，可；不者，此为水气，其腹必满，小便则难。

妇人常呕吐而胃反，若常喘，一作多唾。其经又断；设来者，必少。

师曰：有一妇人，年六十所，经水常自下。设久得病利，小腹坚满者，为难治。

师曰：有一妇人来诊，言经水少，不如④前者，何也？师曰：曾更下利，若汗出、小便利者，可。何以故？师曰：亡其津液，故令经水

少。设经下反多于前者，当所苦困，当言恐大便难，身无复汗也。

师曰：寸口脉沉而迟，沉则为水，迟则为寒，寒水相搏；跌阳脉伏，水谷不化，脾气衰则鹜溏，胃气衰则身体肿。少阳脉卑⑤，少阴脉细，男子则小便不利，妇人则经水不通。经为血，血不利则为水，名曰血分。一作水分。

师曰：寸口脉沉而数，数则为出，沉则为入；出则为阳实，入则为阴结。跌阳脉微而弦，微则无胃气，弦则不得息。少阴脉沉而滑，沉则为在里，滑则为实；沉滑相搏，血结胞门，其脏不泻，经络不通，名曰血分。

问曰：病有血分，何谓也？师曰：经水前断，后病水，名曰血分。此病为难治。

问曰：病有水分，何谓也？师曰：先病水，后经水断，名曰水分。此病易治。何以故？去水，其经自当下。

脉濡而弱，弱反在关，濡反在颠。迟在上，紧在下，迟则为寒，

---

① 方在伤寒中：《金匮要略》卷下《妇人妊娠病脉证并治》无此五字。

② 实者：原作"者实"，据仿宋本、吴本、周本乙正。

③ 脉之：此下底本有批注："以上俱有脱误"六字。

④ 如：原作"知"，形近之误，据仿宋本、周本改。

⑤ 卑：周本作"革"。

名曰浑。阳浊则湿，名曰雾。紧则阴气栗，脉反濡弱，濡则中湿，弱则中寒，寒湿相搏，名曰痹。腰脊骨节苦烦，肌为不仁，此当为痹。而反怀躯，迟归经，体重以下，脚为胕肿，按之没指，腰冷不仁，此为水怀。喘则倚息，小便不通，脉紧为呕，血气无余，此为水分。荣卫乖亡，此为非躯。

平产后诸病郁冒中风发热烦呕下利证第三

问曰：新产妇人有三病，一者病痓①，亦作痉。二者病郁冒，三者大便难，何谓也？师曰：新产亡②血虚，多汗出，喜中风，故令病痓。何故郁冒？师曰：亡血复汗，寒多，故令郁冒。何故大便难？师曰：亡津液，胃燥，故大便难。

产妇郁冒，其脉微弱，呕不能食，大便反坚，但头③汗出。所以然者，血虚而厥，厥而必冒，冒家欲解，必大汗出，以血虚下厥，孤阳上出，故但头汗出。所以生妇④喜汗出者，亡阴血虚，阳气独盛，故当汗出，阴阳乃复。所以便坚者，呕不能食也，小柴胡汤主之。病解能食，七八日而更发热者，此为胃热气实，承气汤主之⑤。方在《伤寒》中⑥。

妇人产得⑦风，续之⑧数十日不解，头微痛，恶寒，时时有热，心下坚⑨，干呕，汗出。虽久，阳旦证续在，可与阳旦⑩，方在《伤寒》中，桂枝是也⑪。

妇人产后中风，发热，面正赤，喘而头痛，竹叶汤主之。

妇人产后腹中疞痛，可与当归羊肉汤⑫。

师曰：产妇腹痛，烦满不得卧，法当枳实芍药散主之。假令不愈者，此为腹中有干血着脐下，与下瘀血汤⑬。

---

① 痓：《金匮要略》卷下《妇人产后病脉证治》作"痉"，下同。

② 亡：《金匮要略》卷下《妇人产后病脉证治》无。

③ 头：原作"愿"，繁体字形近之误，据仿宋本、吴本、周本改。下一个"头汗"同。

④ 生妇：《金匮要略》卷下《妇人产后病脉证治》作"产妇"，义同。

⑤ 此为……承气汤主之：《金匮要略》卷下《妇人产后病脉证治》作"此为胃实，大承气汤主之"。

⑥ 方在伤寒中：《金匮要略》卷下《妇人产后病脉证治》无此五字。

⑦ 得：《金匮要略》卷下《妇人产后病脉证治》作"后"，义长。

⑧ 续之：《金匮要略》卷下《妇人产后病脉证治》作"续续"，义同。

⑨ 坚：《金匮要略》卷下《妇人产后病脉证治》作"闷"。

⑩ 阳旦：此下《金匮要略》卷下《妇人产后病脉证治》有"汤"字。

⑪ 方在伤寒中桂枝是也：《金匮要略》卷下《妇人产后病脉证治》无此九字。

⑫ 可与当归羊肉汤：《金匮要略》卷下《妇人产后病脉证治》作"当归生姜羊肉汤主之"，此下另有"并治腹中寒疝、虚劳不足"十字。

⑬ 汤：此下《金匮要略》卷下《妇人产后病脉证治》有"主之，亦主经水不利"八字。

妇人产后七八日，无太阳证，少腹坚痛，此恶露不尽；不大便四五日①，趺阳脉②微实，再倍其人③发热，日晡所烦躁者，不能食，谵语，利之则愈，宜承气汤④。以热在里，结在膀胱也。方在《伤寒》中⑤。

妇人产⑥中虚，烦乱呕逆，安中益气，竹皮大丸主之。

妇人热利重下，新产虚极⑦，白头翁加甘草⑧汤主之。《千金方》又加阿胶。

平带下绝产无子亡血居经证第四

师曰：妇人带下，六极之病，脉浮则为肠鸣腹满，紧则为腹中痛，数则为阴中痒，洪⑨则生疮，弦则阴疼掣痛。

师曰：带下有三门，一曰胞门，二曰龙门，三曰玉门。已产属胞门，未产属龙门，未嫁女属玉门。

问曰：未出门女有三病，何谓也？师曰：一病者，经水初下，阴中热，或有当风，或有扇者；二病者，或有以寒水洗之；三病者，或见丹下⑩，惊怖得病。属带下。

师曰：妇人带下，九实中事。假令得鼠乳之病，剧易。当剧有期，当庚辛为期，余皆仿此⑪。

问曰：有一妇人年五十所，病但苦背痛，时时腹中痛，少食多厌，喜膹胀，其脉阳微，关尺小紧，形脉不相应，愿知所说。师曰：当问病者饮食何如。假令病者言，我不欲饮食，闻谷气臭者，病为在上焦；假令病者言，我少多为欲食，不食亦可，病为在中焦；假令病者言，我自饮食如故，病为在下焦，为病属带下，当以带下治之。

妇人带下，经水不利，少腹满痛，经一月再见，土瓜根散主之。

妇人带下，脉浮，恶寒，漏下者，不治。

师曰：有一妇人将一女子，年十五所，来问诊。言女年十四时经水自下，今经反断，其母言恐怖。师曰：言此女为是夫人亲女非耶？若亲者，当相为说之。妇人因答言，

---

① 四五日：《金匮要略》卷下《妇人产后病脉证治》无此三字。

② 趺阳脉：《金匮要略》卷下《妇人产后病脉证治》作"切脉"。

③ 其人：《金匮要略》卷下《妇人产后病脉证治》无此二字。

④ 利之则愈，宜承气汤：《金匮要略》卷下《妇人产后病脉证治》作"至夜即愈，宜大承气汤主之"。

⑤ 方在伤寒中：《金匮要略》卷下《妇人产后病脉证治》无此五字。

⑥ 产：《金匮要略》卷下《妇人产后病脉证治》作"乳"。

⑦ 妇人热利……虚极：《金匮要略》卷下《妇人产后病脉证治》作"产后下利虚极"。

⑧ 甘草：此下《金匮要略》卷下《妇人产后病脉证治》有"阿胶"二字。

⑨ 洪：原作"痛"，因此处论脉象，故为论文，据仿宋本、周本改。

⑩ 丹下：《诸病源候论》卷三十七《带下候》作"月水初下"，义同。

⑪ 仿此：此下底本有批注："疑有脱误"。

自是女尔。师曰：所以问者无他，夫人年十四时，亦以经水下？所以断，此为避年，勿怪，后当自下①。

妇人少腹冷，恶寒久，年少者得之，此为无子；年大者得之，绝产。

师曰：脉微弱而涩，年少得此，为无子；中年得此，为绝产。

师曰：少阴脉浮而紧，紧则疝瘕，腹中痛，半产而堕伤，浮则亡血，绝产，恶寒。

师曰：肥人脉细，胞有寒，故令少子。其色黄者，胸上有寒。

妇人少腹碨音衮磊カ罪切转痛，而复自解，发作无常，经反断，膀胱中结坚急痛，下引阴中。气冲者，久必两胁拘急。

问曰：妇人年五十所，病下利，数十日不止，暮则发热，小腹里急痛②，腹满，手掌热③，唇口干燥，何也？师曰：此病属带下。何以故？曾经半产，瘀血在少腹中不去。何以知之？其证唇口干燥，故知之。当与温经汤。

问曰：妇人病下利，而经水反断者，何也？师曰：但当止利，经自当下，勿怪。所以利不止而血④断者，但下利亡津液，故经断。利止，津液复，经自当下。

妇人血下，咽干而不渴，其经必断。此荣不足，本自有微寒，故不引饮。渴而引饮者，津液得通，荣卫自和，其经必复下。

师曰：寸口脉微而涩，微则卫气不足，涩则血气无余；卫不足，其息短，其形燥；血不足，其形逆，荣卫俱虚，言语谬误。趺阳脉浮⑤而涩，涩⑥则胃气虚，虚则短气，咽燥而口苦，胃气⑦涩则失液。少阴脉微而迟，微则无精，迟则阴中寒，涩则血不来，此为居经，三月一来。

师曰：脉微，血气俱虚，年少者亡血也；乳子，下利为可；不者，此为居经，三月一来。

问曰：妇人妊娠三月，师脉之，言此妇人非躯，今月经当下，其脉何类，何以别之？师曰：寸口脉，卫浮而大，荣反而弱。浮大则气强，反弱则少血；孤阳独呼，阴不能吸；二气不停，卫降荣竭；阴为积寒，阳为聚热；阳盛不润，经络不足；阴虚阳往，一作实。故令少血。时发洒淅，咽燥汗出，或溲稠数，多唾涎沫。此令重虚，津液漏泄，故知非躯。畜烦满溢，月禀一经。三月一来，阴盛则泻，名曰居经。

问曰：妇人年五十所，一朝而清血，二三日不止。何以治之？师

① 下：此下底本有批注："疑有脱误"。
② 痛：《金匮要略》卷下《妇人杂病脉证并治》无。
③ 热：《金匮要略》卷下《妇人杂病脉证并治》作"烦热"。
④ 血：仿宋本、吴本、周本作"经"。
⑤ 浮：周本作"微"。
⑥ 涩：周本作"微"。
⑦ 气：周本作"热"。

曰：此妇人前绝生，经水不下，今反清血，此为居经。不须治，当自止。经水下常五日止者，五日愈。

妇人月经一月再来者，经来，其脉欲自如①常，而反微，不利，不汗出者，其经二月必来②。

平郁冒五崩漏下经闭
不利腹中诸病证第五

问曰：妇人病经水适下，而发其汗，则郁冒不知人，何也？师曰：经水下，故为里虚，而发其汗，为表复虚，此为表里俱虚，故令郁冒也。

问曰：妇人病如癫疾、郁冒，一月二十余发。师脉之，反言带下，皆如师言，其脉何类？何以别之？师曰：寸口脉濡而紧，濡则阳气微，紧则荣中寒，阳微卫气虚，血竭凝寒，阴阳不和，邪气舍于荣卫，疾疾，一作候起少年，时经水来，以合房室，移时过度，精感命门开，经下血虚，百脉皆张，中极感阳动，微风激成寒，因虚舍荣卫，冷积于丹田，发动上冲，奔在胸膈，津液掩口入，涎唾涌溢出，眩冒状如厥，气冲髀里热，粗医名为癫，灸之因大剧。

问曰：妇人病苦气上冲胸，眩冒，吐涎沫，髀里气冲热。师脉之，不名带下，其脉何类？何以别之？师曰：寸口脉沉而微，沉则卫气伏，微则荣气绝；阳伏则为疹，阴绝则亡血。病当小便不利，津液闭塞，今反小便通，微汗出，沉变为寒，咳逆呕沫，其肺成痿。津液竭少，亡血损经络，因寒为气③厥。手足苦痹，气从丹田起，上至胸胁，沉寒怫郁于上，胸中窒塞；气历阳部，面翕如醉，形体似肥，此乃浮虚，医反下之、长针，复重虚荣卫，久发眩冒，故知为血厥也。

问曰：五崩何等类？师曰：白崩者形如涕；赤崩者形如绛津；黄崩者形如烂瓜；青崩者形如蓝色；黑崩者形如衃血也。

师曰：有一妇人来，脉反得微涩，法当吐若下利，而言不。因言夫人年几何？夫人年七七四十九，经水当断，反至今不止，以故致此虚也。

寸口脉弦而大，弦则为减，大则为芤；减则为寒，芤则为虚。寒虚相搏，脉则为革，妇人则半产漏下。旋覆花汤主之。

妇人陷经漏下，黑不解，胶姜汤主之。

妇人经水不利，抵当汤主之。方在《伤寒》中④。

---

① 如：原作"知"，形近之误，据仿宋本、吴本、周本改。

② 来：此下底本有批注："疑有脱误"。

③ 气：仿宋本、吴本、周本作"血"，义长。

④ 在伤寒中：《金匮要略》卷下《妇人杂病脉证并治》无此四字。

妇人经水闭不利，脏坚僻不止，中有干血，下白物，矾石丸主之。

妇人腹中诸疾痛，当归芍药散主之。一云：治怀妊腹中疼痛。

妇人腹中痛，小建中汤主之，方在《伤寒》中①。一云：腹中痛，小便利，理中汤主之。

平咽中如有炙脔②喜悲热入血室腹满证第六

妇人咽中如有炙脔状，半夏厚朴汤主之。

妇人脏燥③，喜悲伤欲哭，象如神灵所作④，数欠，甘草小麦汤⑤主之。

妇人中风发热恶寒，经水适来，得之七八日，热除，脉迟，身凉⑥，胸胁下⑦满，如结胸状，其人谵语，此为热入血室。当刺期门，随其虚⑧实而取之。

妇人中风七八日，续有寒热，发作有时，经水适断者，此为热入血室。其血必结，故使如疟状，发作有时。小柴胡汤主之。方在《伤寒》中⑨。

妇人伤寒发热，经水适来，昼日了了⑩，暮则谵语，如见鬼状。此为热入血室，无⑪犯胃气若上二焦，必当自愈。二字疑。

阳明病，下血而谵语，此为热入血室。但头汗出者，当刺期门，随其实而泻之，濈然汗出者则愈。

妇人小腹满如敦敦⑫状，《要略》

云：满而热，小便微难而不渴，生后生后疑者，此为水与血并结在血室，大黄甘遂汤主之。

平阴中寒转胞阴吹阴生疮脱下证第七

妇人阴寒，温中⑬坐药，蛇床子散主之。

妇人着坐药，强下其经，目眦为痛，足跟难以践地，心中状如悬。

问曰：有一妇人病，饮食如故，

---

① 方在伤寒中：《金匮要略》卷下《妇人杂病脉证并治》无此五字。

② 脔：原作"腐"，形近之误，据《金匮要略》卷下《妇人杂病脉证并治》改。下文"脔"同。

③ 燥：《金匮要略》卷下《妇人杂病脉证并治》作"躁"，义长。

④ 作：原作"以"，据仿宋本、吴本、周本、《金匮要略》卷下《妇人杂病脉证并治》改。

⑤ 甘草小麦汤：《金匮要略》卷下《妇人杂病脉证并治》作"甘麦大枣汤"。

⑥ 凉：此下《金匮要略》卷下《妇人杂病脉证并治》有"和"字。

⑦ 胁下：周本作"膈下"；《金匮要略》卷下《妇人杂病脉证并治》无"下"字。

⑧ 虚：《金匮要略》卷下《妇人杂病脉证并治》无。

⑨ 方在伤寒中：《金匮要略》卷下《妇人杂病脉证并治》无此五字。

⑩ 了了：《金匮要略》卷下《妇人杂病脉证并治》作"明了"，义同。

⑪ 无：此上廖本、《金匮要略》卷下《妇人杂病脉证并治》有"治之"二字。

⑫ 敦敦：《金匮要略》卷下《妇人杂病脉证并治》仅作一个"敦"字，本书疑衍。

⑬ 中：《金匮要略》卷下《妇人杂病脉证并治》作"阴中"，文义更完整。

烦热不得卧，而反倚息者，何也？师曰：得病①转胞，不得溺也。何以故？师曰：此人故肌盛，头举身满，今反羸瘦，头举中空感②，一作减。胞系了戾，故致此病。但利小便则愈。宜服肾气丸，以中有获苓故也。方在虚劳中③。

师曰：脉得浮紧，法当身躯疼痛。设不痛者，当射云何？因当射言：若肠中痛，腹中鸣，咳者因失便，妇人得此脉者，法当阴吹。

师曰：寸口脉浮而弱，浮则为虚，弱则无血；浮则短气，弱则有热，而自汗出。

趺阳脉浮而涩，浮则气满，涩则有寒；喜噫吞酸，其气而下，少腹则寒。

少阴脉弱而微，微则少血，弱则生风；微弱相搏，阴中恶寒，胃气下泄，吹而正喧。

师曰④：胃气下泄，吹⑤而正喧，此谷气之实也。膏发⑥导之。

少阴脉滑而数者，阴中则生疮。

少阴脉数，则气淋，阴中生疮。

妇人阴中蚀疮烂，狼牙汤洗之。

妇人脏肿如瓜，阴中疼，引腰痛者，杏仁汤主之。

少阴脉弦者，白肠必挺核。

少阴脉浮而动，浮则为虚，动则为痛，妇人则脱下。

平妇人病生死证第八

诊妇人漏血，下赤白，日下血数升⑦，脉急疾者，死；迟者，生。

诊妇人漏下赤白不止，脉小虚滑者，生；大紧实数者，死。

诊妇人新生乳子，脉沉小滑者，生；实大坚弦急者，死。

诊妇人疝瘕积聚，脉弦急者，生；虚弱小者，死。

诊妇人新生乳子，因得热病，其脉弦小，四肢温者，生；寒清者，死。

诊妇人生产，因中风、伤寒、热病，喘鸣而肩息，脉实大浮缓者，生；小急者，死。

诊妇人生产之后，寸口脉炎疾不调者，死；沉微附骨不绝者，生。

金疮在阴处，出血不绝，阴脉不

---

① 得病：周本作"此病"，廖本、《金匮要略》卷下《妇人杂病脉证并治》作"此名"。

② 何以故……中空感：《金匮要略》卷下《妇人杂病脉证并治》无此数句；《诸病源候论》卷四十《胞转候》作"张仲景云：妇人本肥盛，豆举自满，今反羸瘦，豆举空减"。

③ 以中有……虚劳中：《金匮要略》无此二句。

④ 师曰：《金匮要略》卷下《妇人杂病脉证并治》无此二字。

⑤ 吹：此上《金匮要略》卷下《妇人杂病脉证并治》有"阴"字，义甚明。

⑥ 膏发：此下仿宋本、周本、《金匮要略》卷下《妇人杂病脉证并治》有"煎"字。

⑦ 数升：《诸病源候论》卷三十八《漏下五色俱下候》作"数斗"。

能至阳者，死；接阳而复出者，生。

平小儿杂病证第九

小儿脉，呼吸八至者，平；九至者，伤；十至者，困。

诊小儿脉，法①多雀斗，要以三部脉为主。若紧，为风痫；沉者，乳不消；弦急者，客忤气。

小儿是其日数，应变蒸之时，身热而脉乱，汗不出，不欲食，食辄吐哯者，脉乱无苦也。

小儿脉沉而数者，骨间有热，欲以腹按冷清也。

小儿大便赤，青瓣，飧泄，脉小，手足寒，难已；脉小，手足温，易已。

小儿病困，汗出如珠，着身不流者，死。

小儿病，其头毛皆上逆者，必死。耳间青脉起者，瘛痛。

小儿病而囟陷入，其口唇干，目皮反，口中气出冷，足与头相抵，卧不举身，手足四肢垂，其卧正直，如得缚，其掌中冷，皆死。至十日，不可复治之。

---

① 法：周本无。

脉经卷第十

朝散大夫守光禄卿直秘阁判登闻检院上护军 臣 林亿 等类次

手检图二十一部[①]

经言：肺者，人之五脏华盖也，上以应天，解理万物，主行精气，法五行、四时，知五味。寸口之中，阴阳交会，中有五部，前后左右，各有所主，上下中央，分为九道，浮沉结散，知邪所在，其道奈何？

岐伯曰：脉大而弱者，气实血虚也；脉大而长者，病在下候；浮直上下交通者，阳脉也。坚在肾，急在肝，实在肺。前如外者，足太阳也；中央如外者，足阳明也；后如外者，足少阳也；中央直前者，手少阴也；中央直中者，手心主也；中央直后者，手太阴也；前如内者，足厥阴也；中央如内者，足太阴也；后如内者，足少阴也。前部左右弹者，阴跷也；中部左右弹者，带脉也；后部左右弹者，阴跷也。从少阳之厥阴者，阴维也；从少阴之太阳者，阳维也。来大时小者，阴络也；来小时大者，阳络也。

前如外者，足太阳也。动，苦头项腰痛，浮为风，涩为寒热，紧为宿食。

前如外者，足太阳也。动，苦目眩，头颈项腰背强痛也。男子阴下湿，女子月水不利，少腹痛，引命门，阴中痛，子脏闭。浮为风，涩为寒血，滑为劳热，紧为宿食。针入九分，却至六分。

中央如外者，足阳明也。动，苦头痛，面赤，微滑，苦大便不利，肠鸣，不能食，足胫痹。

中央如外者，足阳明也。动，苦头痛，面赤热，浮微滑，苦大便不利，喜气满，滑者为饮，涩为嗜卧，肠鸣，不能食，足胕痹。针入九分，却至六分。

后如外者，足少阳也。动，苦腰背胕股肢节痛。

――――――

① 手检图二十一部："二"原作"三"，与文义不符，据仿宋本、吴本、周本改。本卷标题为"手检图"，但诸本均未见图示，当已失传。朱、张本虽附手检图，却是转录李时珍《奇经八脉考》之"气口九道手检图"。

后如外者，足少阳也。浮为气涩，涩为风血，急为转筋，弦为劳。针入九分，却至六分。

上，足三阳脉。

前如内者，足厥阴也。动，苦少腹痛，月经不利，子脏闭。

前如内者，足厥阴也。动，苦少腹痛，与腰相连，大便不利，小便难，茎中痛；女子月水不利，阴中寒，子门①壅，绝内，少腹急；男子疝气，两丸上入，淋也。针入六分，却至三分。

中央如内者，足太阴也。动，苦胃中痛，食不下，咳唾有血，足胫寒，少气，身重，从腰上状如居水中。

中央如内者，足太阴也。动，苦腹满，上管有寒，食不下，病以饮食得之。沉涩者，苦身重，四肢不动，食不化，烦满不能卧，足胫痛，苦寒，时咳血，泄利黄。针入六分，却至三分。

后如内者，足少阴也。动，苦少腹痛，与心相引，背痛，淋。从高堕下，伤于内，小便血。

后如内者，足少阴也。动，苦小腹痛，与心相引，背痛，淋。从高堕下，伤于尻内，便血，里急，月水来，上抢心，胸胁满，拘急，股里急也。针入六分，却至三分。

上，足三阴脉。

前部左右弹者，阳跷也。动，苦腰背痛；微涩，为风痫。取阳跷。

前部左右弹者，阳跷也。动，苦腰痛，癫痫，恶风，偏枯，僵仆，羊鸣，痛痹，皮肤身体强—作淫痹。直取阳跷，在外踝上三寸，直绝骨是也。

中部左右弹者，带脉也。动，苦少腹痛，引命门，女子月水不来，绝经复下②止，阴辟寒，令人无子，男子苦少腹拘急，或失精也。

后部左右弹者，阴跷也。动，苦癫痫，寒热，皮肤强—作淫痹。

后部左右弹者，阴跷也。动，苦少腹痛，里急，腰及髋窌下相连阴中痛，男子阴疝，女子漏下不止。

上，阴跷阳跷带脉③。

中央直前者，手少阴也。动，苦心痛微坚，腹胁急。实坚者，为感忤。纯虚者，为下利，肠鸣。滑者，为有娠，女子阴中痒痛，痛出玉门上一分前。

中央直中者，手心主也。动，苦心痛，面赤，食苦咽多，喜怒。微浮者，苦悲伤，恍惚不乐也。涩为心下寒。沉为恐怖，如人捕之状也。时寒热，有血气。

中央直后者，手太阴也。动，苦咳逆，气不得息。浮为内风。紧涩者，胸中有积热，时咳血也，有沉热。

上，手三阴脉④。

---

① 子门：周本作"子户"。

② 复下：张本作"不复"。

③ 右阴跷阳跷带脉：廖本、钱本、朱本、张本均无此句。

④ 右手三阴脉：廖本、钱本、朱本、张本均无此五字。

从少阴斜至太阳，是阳维也。动，苦肌肉痹痒。

从少阴斜至太阳，是阳维也。动，苦癫，僵仆羊鸣，手足相引，甚者失音，不能言，癫疾。直取客主人，两阳维脉，在外踝绝骨下二寸。

从少阳斜至厥阴，是阴维也。动，苦癫痫，僵仆羊鸣。

从少阳斜至厥阴，是阴维也。动，苦僵仆失音，肌肉淫痒痹，汗出恶风。

脉来暂小暂大，是阴络也。一作结。动，苦肉痹，应时自发，身洗洗也。

脉来暂小暂大者，是阳络也。一作结。动，苦皮肤痛，下部不仁，汗出而寒也。

肺脉之来也，如循榆叶，曰平。如风吹毛，曰病。状如连珠者，死。期丙丁日，禺中日中。

心脉之来也。如反笋莞大，曰平。如连珠，曰病。前曲后居，如带钩者，死。期壬癸日，人定夜半。

肝脉之来也，搏而弱，曰平。如张新弓弦，曰病。如鸡践地者，死。期庚辛日，晡时日入。

脾脉之来也，阿阿如缓，曰平。如鸡举足，曰病。如鸟之啄，如水之漏者，死。期甲乙日，平旦日出。

肾脉之来也，微细以长，曰平。来如弹石，曰病。去如解索者，死。期戊己日，食时日昳。黄昏鸡鸣。

寸口中脉躁竞关，尺中无脉，应阳干阴也[1]。动，苦腰背、腹痛，阴中若伤，足寒。刺足太阳、少阴[2]直绝骨，入九分，灸太阴五壮。

尺中脉坚实竞关[3]，寸口无脉，应阴干阳也。动，苦两胫腰重，少腹痛，颠疾。刺足太阴踝上三寸，针入五分。又灸太阳，阳跷，在足外踝上三寸直绝骨是也。

寸口脉紧，直至鱼际下，小按之，如持维干一作鸡毛状，其病肠鸣，足痹痛酸，腹满不能食，得之寒湿[4]。刺阳维，在外踝上三寸间也，入五分，此脉出鱼际。

寸口腹沉着骨，反仰其手，乃得之，此肾腹也。动，苦少腹痛，腰体酸，颠疾。刺肾俞，入七分。又刺阴维，入五分。

初持寸口中脉，如细坚状，久按之，大而深。动，苦心下有寒，胸胁苦痛，阴中痛，不欲近丈夫也，此阴逆。刺期门，入六分。又刺肾俞，入五分，可灸胃管七壮。

初持寸口中脉，如躁状洪大，久按之，细而牢坚。动，苦腰腹相引痛，以下至足胕重也，不能食。

---

① 寸口中……干阴也：原作"寸口中脉躁竞尺，关中无脉，应阳干阴也"。钱本作"寸口中脉躁竞尺，关中无脉，躁阳干阴也"。朱本在"尺，关"字下有小注"柏按尺关二字，恐是颠倒"。据钱本、朱本张柏小注改。

② 太阳、少阴：廖本作"太阴少阳"。

③ 关：杨本、廖本、廖本、钱本、黄本、朱本、张本均作"尺"。

④ 湿：朱、张本作"温"。

刺肾俞，入四分至五分，亦可灸胃
管七壮。

尺寸俱沉，但有关上脉，苦寒，心下痛。

尺寸俱沉，关上无有者，苦心下喘。

尺寸俱数，有热；俱迟，有寒。

尺寸俱微，厥，血气不足，其人少气。

尺寸俱濡弱，发热，恶寒，出汗。一云：内蕴热，手足逆冷，汗出。

寸口沉，胸中痛，引背。一云：短气。

关上沉，心痛，上吞酸①。

尺中沉，引背痛。

寸②口伏，胸中有逆气。

关上伏，有水气，泄溏。

尺中伏，水谷不消。

寸口弦，胸中拘急。一作：心下愊愊。

关上弦，胃中有寒，心下拘急。

尺中弦，少腹脐下拘急。

寸口紧，头痛逆气。

关上紧，心下痛。

尺中紧，脐下少腹痛。

寸口涩，无阳，少气。

关上涩，无血，厥冷。

尺中涩，无阴，厥冷。

寸口微，无阳，外寒。

关上微，中实，一作胃虚。能食，故里急。一作无胃气。

尺中微，无阴，厥冷，腹中拘急。

寸口滑，胸满逆。

关上滑③，中实逆。

尺中滑，下利，少气。

寸口数，即吐。

关上数，胃中有热。

尺中数，恶寒，小便赤黄。

寸口实，即生热；虚，即生寒。

关上实，即痛；虚，即胀满。

尺中实，即小便难，少腹牢痛；虚，即闭④。

寸口芤，吐血；微芤，衄血。

关上芤，胃中虚。

尺中芤，下血；微芤，小便血。

寸口浮，其人中风，发热，头痛。

关上浮，腹痛，心下满。

尺中浮，小便难。

寸口迟，上焦有寒。

关上迟弱，无胃气有热。

尺中迟，下焦有寒，背痛。

寸口濡，阳弱，自汗出。

关上濡，下重。

尺中濡，少血，发热，恶寒。

寸弱，阳气少。

关弱，无胃气⑤。

尺弱，少血。

―――――――

① 心痛，上吞酸：廖本、朱本、张本无此五字。

② 寸：朱本、张本作“尺”。

③ 滑：廖本作“伏”。

④ 闭：此下杨本、廖本、钱本、朱本、张本有“涩”字。

⑤ 关弱无胃气：杨本作“少关”。

附录一：《脉经》历代版本序跋选录

（一）高保衡、孙奇、林亿《校定〈脉经〉序》 林亿校刊本
（宋熙宁元年〈1068〉）

　　臣等承诏，典校古医经方书。所校雠中《脉经》一部，乃王叔和之所撰集也。叔和，西晋高平人，性度沉靖，尤好著述。博通经方，精意诊处，洞识修养之道。其行事具唐甘伯宗《名医传》中。臣等观其书，叙阴阳表里，辨三部九候，分人迎、气口、神门条，十二经，二十四气，奇经八脉。以举五脏、六腑、三焦、四时之疴。若网在纲，有条而不紊。使人占外以知内，视死而别生，为至详悉，咸可按用。其文约，其事详者，独何哉！盖其为书，一本《黄帝内经》。间有疏略未尽处，而又补以扁鹊、仲景、元化之法。自余奇怪异端不经之说，一切不取。不如是，何以历千数百年而传用无毫发之失乎？又其大较，以为脉理精微，其体难辨；兼有数候俱见，异病同脉之惑，专之指下，不可以尽隐伏。而乃广述形证虚实，详明声色王相，以此参伍，决死生之分，故得十全，无一失缪，为果不疑。然而自晋室东渡，南北限隔，天下多事，于养生之书，实未遑暇。虽好事之家，仅有传者，而承疑习非，将丧道真。非夫圣人，曷为厘正？恭惟主上，体大舜好生之德，玩神禹叙极之文，推锡福之良心，鉴慎疾之深意，出是古书，俾从新定。臣等各殚所学，博求众本，据经为断，去取非私。大抵世之传授不一，其别有三：有以隋巢元方时行《病源》为第十卷者，考其时而缪自破；有以第五分上下卷，而撮诸篇之文，别增篇目者，推其本文，而义无取。稽是二者，均之未觌厥真，各秘其所藏尔。今则考以《素问》《九墟》《灵枢》《太素》《难经》《甲乙》、仲景之书，并《千金方》及《翼》说脉之篇以校之。除去重复，补其脱漏，其篇第亦颇为改易。使以类相从，仍旧为一十卷，总九十七篇。施之于人，俾披卷者，足以占外以知

内，视死而别生，无待饮上池之水矣。

国子博士 高保衡

尚书屯田郎中 孙奇

光禄卿直秘阁 林亿 等谨上

熙宁元年七月十六日

（二）宋刻《脉经》牒文 国子监小字本（宋绍圣三年〈1096〉）

国子监准监关，准尚书礼部符，准绍圣元年六月二十五日勅，中书省尚书省送到礼部状，据国子监状，据翰林医学本监三学看治任仲言状，伏觌本监，先准朝旨，刊雕小字《圣惠方》等共五部出卖，并每节镇各十部，余州各五部。本处出卖，今有《千金翼方》《金匮要略方》《王氏脉经补注》《本草图经》《本草算之》，皆医家要用，而不可阙。本监虽见出卖，皆是大字官本，贫民难于辨钱请买，兼外州军尤不可得。欲乞刊作小字，重行校对出卖，及降外州军施行。本部看详，欲依国子监申请事理施行，状候指挥。六月二十三日奉圣旨，依奉勅如右牒到奉行都省，前批六月二十六日未时付礼部施行，仍关合属去处，主者一依勅命，指挥施行。

绍圣三年六月

（三）陈孔硕《宋广西漕司重刻〈脉经〉序》广西漕司本
（宋嘉定二年〈1209〉）

硕少时母多病，课医，率不效，因自誓学为方，求古今医书，而穷其原。得所谓王叔和《脉诀》者，怪其词俚而指浅。更访老医，得《脉经》十卷。盖祖黄帝、岐伯、扁鹊经、以及于张氏《伤寒论》，条贯甚明，真王氏书也。验之乃建本，自是求之建阳书坊，绝无鬻者，版亦不存。嘉定已巳岁，京城疫。朝旨命孔硕董诸医，治方药以拯民病。因从医学，求得《脉经》。复借各本校之，与予前后所见者，同一建本也。乃知《脉诀》出而《脉经》隐。医者不读，鬻者不售，板遂亦不存。今之俗医，问以王氏书，则皆诵《脉诀》以对。蜀人史堪，以儒生名，能依其所著方书脾胃条引《脉诀》中语，而议之曰：此叔和知之而未尽也。予每叹曰：冤哉叔和！如史载之之工，尚引诀而罪问，余又何怪焉。因思今世俗医，知有朱氏《伤寒百问》而不知有《伤寒论》；俗儒知诵时文，而不知诵经史，其过一律也。因取所录建本《脉经》，略改误文，写以大字，刊之广西漕司，庶几学者，知有本原亡。然恨无他本可校，以俟后之仁者。

侯官陈孔硕序

（四）何大任《王氏〈脉经〉后序》何大任本（宋嘉定十年〈1217〉）

医之学以七经为本，犹儒家之六艺也。然七经中，其论脉理精晰，莫详于王氏《脉经》，纲举目分，言近旨远。是以自西晋至于今日，与黄帝卢扁之书并传，学者咸宗师之。南渡以来，此经罕得善本。凡所刊行，类多讹舛，大任每切病之。有家藏绍圣小字监本，历岁既深，陈故漫灭，字画不能无谬。然昔贤参考，必不失真，久欲校正传之，未暇。兹再承乏医学，偶一时教官，如毛君升、李君邦彦、王君邦佐、高君宗卿，皆洽闻者，知大任有志于斯。乃同博验群书，孜孜凡累月，正其误千有余字。遂鸠工创刊于本局，与众共之。其中旧有阙文，意涉疑似者，亦不敢妄加补注，尚赖后之贤者。

嘉定丁丑仲夏望日
濠梁何大任 后序

（五）朵列秃《元刻〈脉经〉移文》谢缙翁重刊本（元泰定四年〈1327〉）

皇帝圣旨里江西湖东道肃政廉访司来申备，龙兴路医学申教授谢缙翁关切。惟儒学以仁义立教，扶植纲常，使天下不犯刑宪；医学以仁心立教，拯救疾病，使生民不致夭瘥。故医之《素问》《难经》，与儒之六经相为表里。皆古圣人以利天下后世为心者也。医经之中，王叔和《脉经》十卷，诚为医门不易之法。如蒙将《脉经》刻布流传，诚可裨国朝好生之一端也。缘医别无钱粮，如将上项《脉经》于儒学内支用有余钱粮，刻布传远，幸甚。保结关请照验，准此申乞照详，得参详医学申请，刊雕《脉经》若于合属学院有余钱粮去处，约量拨支工价，顾匠刊雕成书，从本司收贮印行，似为便益，未敢悬便，申乞照详施行。得此，准申宪司合下，仰照验不妨，本职从省计料，合用工匠物价钞，估体见数，就行龙兴路学羡余子粒钱内，支拨刊雕，申司施行。须至指挥右下江西等处，儒学提举柳文林准此。

泰定四年六月初四

中奉大夫江西湖东道肃政廉访使　朵列秃

（六）柳赟《序》谢缙翁重刊本（元泰定四年〈1327〉）

晋太医令王叔和撰类《脉经》十卷，其言原本《黄帝内经〈灵枢〉〈素问〉》，而翼之以扁鹊、仓公、华佗、张仲景、皇甫士安之论，称其为医家之一经矣。今《脉诀》熟在人口，直谓叔和作，而不知叔和所辑者《脉经》耳。当叔和时，盖未有歌括之作。疑宋之中世，始次为韵语。须便讲习，摭其条肄，而忘其根节者也。熙宁中，有旨出内府所藏古医经方书，命光禄卿林亿等典领校雠，镂版行世，而《脉经》与焉。朱文公于庆元初，跋郭长阳医书。谓俗间所传《脉诀》，词最鄙浅，非叔和本书。世之高医，明其为赝，遂委弃之。而独有取手直指高骨为关，分前却为寸尺以定阴阳之位。为合于《难经》，则《脉经》之传已隐，虽文公亦似未知其正出《脉经》也。嘉定始元，上遡熙宁，一百四十年，闽中陈孔硕借得医局建本，是书用阁本参订互考，刻之广西漕司。兵燹以来，极复不存，知者亦寡；况望其传哉？予至江右之明年，与医学教授谢君缙翁，论古书之废。慨然欲以《脉经》刊置学官。使人知古昔圣贤，开示医道之源委，未尝遗外于理者，如此。间请于廉访使师公。公曰：医之有经，取以利人。利焉而传。是焉可泯？子盍谋诸！会承命稽覆学食钱，得其羡赢。以属宗濂书院山长董天衢，聚工计庸，付之剞劂，既月告成。其卷帙篇第，一用陈氏广西之旧，而不敢辄加增损，志存古也。噫！古书废缺，世未经见，奚独此哉。惜予之心力，不能以偏及之。而姑识其端，以俟世之君子有发焉耳。

元泰定四年九月二十五日

东阳柳赟述

（七）谢缙翁《序》谢缙翁重刊本（元泰定四年〈1327〉）

医家以切脉为难事。自《素问》《难经》及仲景书，皆论其要。至西晋王叔和，始汇集诸书，作《脉经》十卷。唐孙思邈著《千金方》及《翼方》，取其书为持脉法。今称王叔和《脉诀》者，不知起于何时。惟陈无择《三因方》序脉云：六朝时有高阳生者，剽窃作歌诀。刘元宾从而和之。其说似深知《脉经》者。而于篇后，又自著七表八里九道之名，则无择盖亦未尝详读《脉经》者也。按《脉经》论脉，形状秘诀，二十四种，初无表里九道之目。其言芤脉云：中央空，两边实；又云：减则为寒，芤则为虚，寒虚相搏，妇人则半产漏下，男子则亡血失精。又云：脉浮而芤，浮则为阳，芤则为阴。《脉诀》乃以芤为七表之阳脉，仲景辨脉法云："脉浮大数动滑，阳也；脉沉涩弱弦微，阴也"。而《脉诀》九道以动为阴，七表以弦为阳。似此之误颇多。《脉经》则与仲景合，而经中第十卷，分上下中央为九道者，的然非歌诀九道之谓也。宋熙宁初，林亿校正《脉经》序中，于《脉诀》未尝见称。陈孔硕序始云：《脉诀》出而《脉经》隐。愚疑《脉诀》或熙宁以后人所作，是不可得而知也。缙翁先世藏《脉经》官本及广西本，窃尝诵而习之。后又得乡人黄南牖家本，校雠无误。竭来予章，幸受知宪使师公，及儒学提举柳先生。间请刻之儒学，以惠久远。二公不鄙其盲，慨然成之。自今而后，学者得见是经，而用其心，则歌诀之舛者，不待辨而自见矣。经中颇有疑字，不敢辄改辨而正之，姑俟后贤。

泰定四年岁次丁卯闰九月既望
龙兴路医学教授谢缙翁敬书

（八）明福建承宣布政使司右参政徐中行《付校〈脉经〉手札》袁表刊本（明万历三年〈1575〉）

此王氏《脉经》真本也。后依韵而成歌，不免牵缀。山字失真，百身莫返。心窃痛之。顷从马钟翁老先生家得此本，不啻万金，便欲梓播寰中。但经文句解，参错不分，字既纤细，中多模糊。万千传讹，所击匪细。惟足下兼体好奇，博通群艺。敬劳校正。大书登梓，是为轩岐增一羽翼也，足下阴功，岂微也哉！建初已达鄙意，想蒙亮察。

友生徐中行顿首拜殿撰
景从袁先生足下
万历三年二月十日

（九）袁表《〈脉经〉书后》袁表刊本（明万历三年〈1575〉）

西晋太医令王叔和作《脉经》十篇，凡十万口千余言。其首篇论著，人脉有三部，曰寸，曰关，曰尺。持脉之法，大都二十有四种：曰浮，曰芤，曰洪，曰滑，曰数，曰促，曰弦，曰紧，曰沉，曰伏，曰革，曰实，曰微，曰涩，曰细，曰软，曰弱，曰虚，曰散，曰缓，曰迟，曰结，曰代，曰动。次本其所主五脏六腑，阴阳、荣卫、虚实、顺逆、轻重、从横、伏匿、迟疾、短长，射人疾病所起，与其将差难已之候。其第二、第三、第六篇，著人脉本五脏六腑十二经，五脏：曰肝，为足厥阴；心，为手少阴；脾，为足太阴；肺，为手太阴；肾，为足少阴。六腑：曰胆，为足少阳；小肠，为手太阳；胃，为足阳明；大肠，为手阳明；膀胱，为足太阳；三焦，为手少阳。十二经之外，又有奇经八脉：曰阳维，曰阴维，曰阳跷，曰阴跷，曰冲，曰督，曰任，曰带。因以各举其阴阳之虚实，形证之同异，用为施治补泻之方。其第七篇论著治病之法，大都有八：曰汗，曰吐，曰下，曰温，曰灸，曰刺，曰火，曰水。察人阴阳交并，虚实，生死，损至，以合治法可否之宜。第四、第五篇，决四时百病生死之分，本仲景、扁鹊、华佗所以察声色消息死生之理。第八篇著杂病治宜。第九篇平妇人童子。其末篇，有手检图二十一部。今观其文，则皆复论十二经脉，与奇经八脉、三部，二十四种。形证所属，无图可见。岂叔和所著，故有图，久不复传耶？乃宋臣林亿剳中，则称世之传授，其别有三，有以隋巢元方《时行病源》为第十篇；有以第五篇分上下，而撮全经之文，别增篇目者；亿曾据《素问》《九墟》《灵枢》《太素》《难经》《甲乙》、仲景诸书，校其脱漏，仍为十篇以传。则知末篇传疑已久。亿但补正其文，而所谓手检图二十一部云者，直存旧目，无从考证耳。夫医亦多术，而切脉称巧，乃自古记之矣。神圣不代生。即粗工庸术，亦难语巧。脉书可废哉！今读岐黄《内经》《太素》《难经》、仲景诸书尚矣。其于脉间出绪论，未睹成书。叔和生千载之后，隐括古今，洞瞀玄微，旁喻曲证，爰著是书，为切家指南，其衮然称经宜尔。其后二百余年，唐甘伯宗作《名医传》亟称叔和。盖是经行于世，自晋迄唐，未始废也。五代高阳生始为《脉诀》歌，而经因掩不行。彼歌固援经勦说以便粗工者。今其所立七表八里九道之目，即内外阴阳，已大戾厥旨，他无论已。世医习之，杀人何算哉。宋熙宁中，是经复出秘阁。历元世已三授刻，世终鲜用，书亦不传。夫医一技耳，复古之难尚尔，可叹也。表自总非，母老多病，已稍稍习方脉。尝取俗所传《脉诀》读之，心弗善也。及举，偕计北上，偶得是经。顾古本漫漶，了不可读。又其经文训解，往往参错不分。久之稍为厘正；试诸方脉辄验。间举以语医，医都不省也。会参伯龙湾徐公，出是本命校，莱与表所藏同本。受之，犁然有当于心。不揣固陋，为之订繁乱，芟重复，正脱讹，以所旧闻，闻为补注。踰月编成。公命余俸，刻布寰中，嗟夫，是编为世复瓻，复二百余年于兹矣。阐幽举废，诚待其人也乎哉！虽然，表窃有闻焉。夫射与御，小技也。飞卫、泰豆以其术鸣当时，而声称后世，诚得其理也。彼其视弓矢鞶衔，若衣与食然。而其审固乎百步之内，回旋进退于六焉之间者，犹饥之于食，寒之于衣也。其于弓之劲奥，矢之铰钝，马之驽骏，以至乎箫弣骊弰镝括菔鞬之需，镳羁輨輗轮辕輈辖之具，其为良恶端邪坚脆工苦，皆可以目逆而神解也。夫然后得之于候，应之于矢；得之于马，应之于辔；得之于手，应之于心。不以弦振，不以策驱。神闲体正，百中不虚，而二十四蹄，投之所适，都无余地。此无他，精之也。是故学射者，弧箫未操，必先以悬虱之视；学御者，策绥未即，必试以容足之木。何者？其操术诚精，则粗者不足辨也。是经所称方脉形候，千状百态，亦弓矢与衔辔之类也。虽然，贯虱之视，不容瞬也。容足之塗，不可失也。亦精之而已矣。昔蒲且之弋也，弱弓纤缴，乘风振之，落双鹄于云表。詹何悟其术，放而学钓。夫射与御之法，固医者之法也。吾又安得乎悟弋而钓者与之言是经哉！

万历三年暮春

晋安袁表 撰

（十）缪希雍《重刻〈脉经〉叙》缪希雍本（明天启四年〈1624〉）

《脉经》者，西晋太医令王叔和集扁鹊、张仲景、华元化诸先哲所论脉法之要，并系之以证。俾后学知所适从。其于伤寒，尤加详焉。其义幽微，其文简古。近代医者浅陋，罕有探讨，其书遂不行于世。间有抄本刻本，时代渐远，伪谬颇多。余于暇日，稍为订证，注其所可通，阙其所可疑。庶几读者，易以通晓。嗟乎！脉理精微，非高明超悟者不能得。世降已极，圣师罕睹，不由真诠，何缘得入其门耶！哲人往矣，遗言独存。历代名师，莫不祖其微义，嗣其宗旨，始得各著神奇。信乎！医门之龟鉴，百世之准绳也。其衣被医流，靡有终穷矣。校雠甫毕，吾友于润甫别驾，见而奇之，曰：是书得行，诚有俾于医道。其为利济宏且远矣。亟取付梓人。既终事，余为序诸简端以传世云。

天启甲子孟冬月江左遗民

缪希雍撰

(十一) 沈礼意《重刻〈脉经〉序》沈礼意本（清嘉庆十七年〈1812〉）

　　昔在黄帝通天地之至数，合人形气血，分以三部，察以九候；别以七诊，必先知经脉。经脉者，十二经自然之脉也。十二经皆有动脉，而独取寸口，自秦越人。然考《素问·玉版论》云：行奇恒之法，以太阴始。盖气口成寸，以决死生，当于此而求之。其法盖出于黄帝以前，非秦越人所创也。古诊法不传。汉张仲景《伤寒论》篇，犹详辨趺阳、少阴之脉。论者谓危急之病，脉不见寸口者，可以古法通之。而在平时，则不如以关脉为趺阳，尺脉为少阴之为愈，则越人所定，固千古不易之大数矣。《素》《难》诸书，文义古奥，读者难之。越人《脉经》，久不行世。西晋王叔和出，纂述岐伯、华佗等论脉要诀，叙阴阳表里，辨三部九候，分人迎气口神门，条十二经，二十四气，奇经八脉，五脏、六腑、三焦、四时之疴，凡九十七篇，成《脉经》十卷。医家宗之，尊为一经。宋熙宁中，命林亿等校正刊行。迨其后高阳生，撰造《脉诀》，嫁名叔和，鄙俚肤陋，俗工便焉。其间如七表八里九道之非，动阳弦阴之误，二十四种脉，增长、短，而去数、散之舛。滑伯仁诸公，皆尝辨之。而赝编既显，真本转微。奉者方珍为秘书，攻者并因而集矢。流传辗转，愈晦愈蚀。元明以来，此书之存，不绝如线矣。夫医之治病，犹人之治水也。水周流于天地，脉传注于人身，而要必有其会归之处。江汉旁出为沱潜，沱潜旁导于他水，而其汇流也，以江汉为归。经脉从中焦注乎太阴、阳明。阳明注足阳明、太阴。以达于足少阳、厥阴。而其还注也，以手太阴为归，不察其流，无以辨也；不会其源；无以统也。轩岐之书如《禹贡》，王氏之书如桑郦之《水经》。读《水经》知《禹贡》水道之端委；读《脉经》知《内经》脉法之精微，世医因讹袭谬，习歌括数十条，诩诩然自以为知脉，而其矫为高论者，则执上工望而知之，中工问而知之，下工脉而知之之说。于是四诊之法遂置切脉为末务，而不复究心。呜乎！岂非王氏之书不明，以至此哉。余于医经诸家之旨，夙所参稽，访求此书，维有年所。适前万安令朱君以家藏旧本，呈于郡伯张古愚先生。先生以视予，属为付梓。按是书有前明赵邸居敬堂刻本十卷，此本为万历中三山袁君校刊，其版均佚。国朝乾隆中，诏开四库历代旧笈，蒐采大备。独此书未经进呈。夫以叔和之博通经方，潜心著述，讲习讨论，勒为成书。而千百年来，湮沉销没，不获与所编《伤寒论》同登天府。采辑之疏，其咎固有不得辞；而亦可见其为难购之秘笈也。兹者，已坠之绪，幸而复续；已逸之简，仅而得传。运际休明，人无夭札，物无疵疠。遗编之显，适当其时，其斯民仁寿之徵也已！是书出，明医家之一镫，正脉法之大轨。读者得由是而窥古经之秘，祛脉诀之讹。济人利物，端有赖焉。是固郡伯之盛心，而亦余之素志也。刻既成，爰书其颠末。

时嘉庆十有七年

会稽沈礼意心斋书于南昌官廨

（十二）恽敬《重刻〈脉经〉序》沈礼意本（清嘉庆十七年〈1812〉）

　　晋王叔和《脉经》十卷，《隋书》《新旧唐书》《宋史》各经笈志皆有之。此本为明万历三年福建布政司督粮道刊本，有袁表后序。其卷首列宋熙宁元年国子监博士高保衡等请镂版札子并校正及进呈，各衔名次，列广西漕司重刻陈孔硕序；次列元泰定四年江西龙兴路重刻移文，并柳赞、谢缙翁序。盖此书前后凡四刻矣。各序皆斥五代高阳生《脉诀》援勤经说。粗工便之，致此书传习不广，此医学所以日陵夷也。袁表后序言，第十卷录载手检图二十一部，而卷中止复论十二经脉，奇经八脉，三部二十四脉，无手检图。高保衡札子言，俗本有二：其一，分第五卷为上下卷；其一，入隋巢元方《时行病原》一卷为第十卷，意者本经第十卷手检图已亡，后世据所见，或分第五卷，或入元方书，以足十卷之数欤？若是，则今之第十卷，亦高保衡所改定，非本经原文也。菽原朱君世藏此书，沈南昌重刻行世，移卷首徐中行书附之后序之左。以从时世，并于十卷录下，删夹注十二行，以注意见后序中，不应复列也。若夫是书之精微博大，足以发轩岐之奥窔，通天地之门户，则四刻各家具言之，学者可得其要领矣。

　　阳湖恽敬子居撰

（十三）朱锡谷《重刻〈脉经〉序》张柏校定本（清道光十二年〈1832〉）

　　《脉经》一书，藏余家有年。余固不知医，以先世旧笈，罔敢失坠。岁壬申，阳城张古愚先生见之，属会稽沈君心斋重刻于南昌，俾真本得以行世。而阳湖恽君子居亦序其历刻之由，载所著《大云山房文稿》中。无何，沈君谢世，其版不知度置何所，仍不复行。盖此书之传，若斯之难也。当重刻时，余得有印本数帙，旋为人取去。帷原本仅存，携以入蜀。汉州张君庸舟，闻而好之，属友人金堂陈君卯生抄本以去。张君精于医，遒取《灵》《素》《难经》《伤寒论》《千金方》诸书，正其阙误。陈君复加参校，持以视余，请再刻以广其传。余惟医之为道，证治百端，而脉学莫专于是书，亦莫精于是书。顾为伪诀所淆，南宋时，坊间已无鬻本；元明虽有官刻，而流播不广。承学之士，有不得见者，盖数百年。此本之存，断而复续。然后知古人覃心撰述，其学洞阴阳，其功在人世，其精神足以自永于天地之间，而不至终晦。斯不特医宗得所指归，而艺林固当珍为秘籍也。张陈二君，选为考校，诚有功于是书。而在吾家留传至余，得以两付刊刻，亦不可谓非厚幸。他时倘沈本复出，与余刻相辅以行，则此书之大显于世，其必有日也已。是为序。

道光十有三年岁次癸巳秋八月

侯官朱锡谷撰于四川泸州官署

（十四）张柏《校订〈脉经〉书后》张柏校定本（清道光十二年〈1832〉）

医之为道，审脉为难，《内经》所载诊法不一，扁鹊、仲景所益滋多，故晋王叔和裒萃诸家著《脉经》十卷，可谓皇然大备矣。虽参错而录。不无小疵。然所采之书，今不半存。古法之不亡，伊谁之力欤。有唐以前，咸重其书，故《千金方》所录独多。自宋《脉诀》出，托名叔和，而此书以晦。元明学者，多未得见。虽心知《脉诀》七表八里之谬，各自为说，大抵不过取《千金方》中二十四脉象射病之法而已。其三部四经，脏气经络，跌阳少阴诸法，识者盖寡焉，岂非由是书不行之故耶！柏自有识以来，即留心医术，求是书二十余年，不可得见，今年仲春，友人陈卯生，自巴州抄寄朱菽原刺史所藏本，伏而读之，见古人之法，灿然毕具。凤昔之疑，一朝冰释，幸何如也。但是书数经传写，别风淮雨，错误实多，苦无善本雠校，爰以《内经》《难经》及《千金方》等详订之，其意义稍异，则注之于下。有识之士，自别是非，若文义难通，而无证者，仍从阙如，以俟君子。

时道光十二年壬辰岁仲夏丁未朔之望后一日

汉州后学张柏识于成都之敦彝堂

（十五）陈一津《校刊〈脉经〉书后》张柏校定本（清道光十二年〈1832〉）

莸原先生家藏《脉经真本》，已历数世，累欲刊行而未果。自服官后，珍之行箧，弗轻示也。前在江右，曾假刻于南昌令。会稽沈君心斋今兹莅泸，又自刻此本，以广其传。盖先生存古之心与寿民之念，均有肫肫不能自己者。津少从先辈游，即闻叔和之《脉经》与坊行之《脉诀》异，而遍访不可得。友人张君庸舟尤嗜古方。书讯之，亦深以不见为憾。意其亡佚巳久。然读前贤著录，往往称引及之，则又疑此书之尚有弃而存之者，三十年来未尝释然也。前年春，从侍先生于巴渠，始得请而读之。见其义精辞隽，明轩岐之奥旨，著万病之根由，有条不紊。唐宋以后，诸名家之矩矱咸在，益信伪者之不足以乱真。彼其称名曰诀，原为便于庸流而设。读者见识卑隘，目不睹叔和之作，遂相习嫁名而不觉耳。夫以三十年求之不得，一旦见之，快也何如。爰录一编，留之巾笥，将与好古之士，同加尝鉴，乃庸舟尤喜得之。更徵之古籍，为之补正其阙误，视林注有加。持视先生，深以为善。兹刻盖即仍其校本。然先生每于公余之暇，辄复亲为考订，然后付梓，抑何慎也。后之学者，诚能于是研求，则庶乎知所依归矣。律承刊雠之役，莫能有所赞襄。仅于文字通俗之间，原刻有未当者，稍为厘定，以便初学而已。剞劂既竣，因书其颠末。

时道光癸巳中秋日
金堂陈一津识于江山平远楼

（十六）张柯《重刊〈脉经〉序》张尔炽校刻本（清咸丰七年〈1857〉）

甚哉！医道之难也。非医道之难，医道而精于切脉者为难。盖人禀天地之气以生，有阴阳表里之殊，三部九候之辨，人迎气口神门之分。十二经脉，二十四气参变无穷。证候百端。医者占外而知内，视死而别生，非资于指下，则无能为役矣。西晋王叔和先生著《脉经》十卷，条贯详明，会归指下。真切脉之经旨也。迨后五代高阳生阴坏盗名之心，思为欺世之举。剽窃《脉经》为《脉诀》歌。又恐已见不足以服众也，仍标叔和之名。刘九宾从而和之。于是后世学者，群奉为玉律金科。遂至《脉诀》

传，而《脉经》晦。柯性庸钝。自解句读以来即爱轩岐之道。尝读《脉诀》，见其文理多谬，意不相联。尝于广坐中，质之业斯道者，大都莫解，金曰：此叔和之未尽善也。时先荫斋兄在旁，犹慨然曰：冤哉！叔和。夫叔和自有《脉经》在焉。惜汝未之见耳，近闻川东道菽原朱君，重梓于西蜀官署。若得购而观之，则砥砆不得混玉矣。后族叔百川公自蜀携书归。柯即披而读之。盖本黄帝岐伯扁鹊经以及张氏《伤寒论》，而荟萃以出之者也。意旨精微，仍复了然心目。与俗所传《脉诀》者，悬若霄壤。柯喜不自胜。以为是书出，而拯癃疲于荏蓆之上，使斯民咸登仁寿者，非宗君其谁与归。奈功粗竣，而朱君解任去，以故印刷不广。近闻板又失散。嗟夫！是编断而续，续而断，凡七刻矣。而叔和先生济世之苦衷，终不能大白于天下，几有无可如何之叹焉！柯年近古稀，无功于世。幸家藏《脉经真本》。若不公诸世，则获罪滋甚。是以勉力竭资，付之剞劂。俾后之学者，免惑于他歧。一切疾疢，庶得归于正治矣。至经中，间有疑字，不敢辄改。谨识于巅，以俟高明裁之。后来者，幸有以教我！

咸丰六年十一月二十五日

海舫张柯谨序

（十七）张尔炽《重校〈脉经〉序》张尔炽校刻本（清咸丰七年〈1857〉）

昔程明道先生曰：人子事亲，学医最是大事。今人视父母疾，一任医者之手，岂不害事！必须识医药之道理，别病如何？药当如何，故可任医也。如自己曾学，今医者说道理，便自见得；或已有所有，亦要说与他商量。此即先生格致之意也。炽尝读之，而知先君荫斋公之注释《济阴纲目》，家叔海舫公之蒐讨《脉经》者，有由来矣。夫《济阴纲目》，明武叔卿先生之编辑，未梓而没于世者也。《脉经真本》，晋王叔和先生之手著，七刻而失其真者也。丙辰岁，锡三姚君与家海舫叔商定，续刊《济阴纲月》。命炽任雠校。兹既讫其事矣。海舫叔又出朱菽原先生重刊《脉经真本》，鸠工付梓，欲广其传。复命炽细加考证。炽素不知医。而有母在堂，调摄攸关，不得不稍事涉猎，为事亲之一助。奈赋质过钝，朝夕钻研，迄未有得。兹承叔父命，不敢固辞。因就原本，遍览详核。信者仍之，疑者阙之。管窥蠡测，未知有当否耶？世有博雅君子，倘匡其所不逮，不惟炽之大幸，抑亦是书之大幸也夫。

时咸丰七年丁已秋七月既望
泾阳张尔炽辅清谨识

（十八）钱熙祚《〈脉经〉跋》钱熙祚本（清道光二十一年〈1841〉）

西晋王叔和，取索难以下诸家论脉之文，分类编次，为《脉经》十卷。宋林亿称其：若网在纲，有条不紊，使人占外以知内，视死而别生。可谓推崇之至矣。而西昌喻氏，则谓：于汇脉之中，间一汇证，不赅不贯。抑知形有盛衰，邪有微甚。一证恒兼数脉，一脉恒兼数证。故论证不论脉，不备；论脉不论证，不明。王氏汇而编之，深得古人微旨。又西晋时，去古未远，所据医书皆与今本不同。如第七卷云：伤寒一二日至四五日厥者，必发热。前厥者，后必热。今《伤寒论》误作：前热者，后必厥。按厥阴之病，乃阳陷入阴，而非有阴无阳。今虽郁极而厥，然阳邪外达，将必复为发热也。故下文即云：厥深者热亦深，厥微者热亦微。厥热二字，误为颠倒，则非其义矣。第七卷又云：脉浮而紧。浮则为风，紧则为寒。风则伤卫，寒则伤营。营卫俱病，骨节烦疼，可发其汗。宜麻黄汤。今《伤寒论》脱宜麻黄汤四字。致后人误解为大青龙证。按大青龙汤，用麻黄以解表，石膏以清里，本为外伤风寒，而内伏喝热者设。此条但言风寒，而无烦躁之内热，其非大青龙证，明矣。第八卷云：寸口脉迟而缓，迟则为寒，缓则为虚。营缓则为亡血，卫迟则为中风。今《金匮要略》卫迟误作卫缓。按缓与迟相类，而实不同。迟以至数言，缓以脉形言。故《伤寒论》又云：阴脉浮大而濡，阳脉浮大而濡，阴脉与阳脉同等者，名曰缓也。营缓则为亡血。申明缓则为虚；卫迟则为中风，申明迟则为寒。古书虽一字，不容擅易如此。第八卷又云：趺阳脉当伏。今反数，本自有热。消渴小便数，今反不利，此欲作水。今《金匮要略》消渴误作消谷。按消渴而小便不利，则所饮之水，无从下泄。势必外走于皮肤分肉之间，而为水证。若云消谷，何以决其为水耶？他如第二卷云：圣人图设沟渠，通利水道，以备不虞。今《难经》不虞误作不然。第六卷云：足阳朋之脉，下循鼻外，上入齿中。今《灵枢》入上二字误倒。又云：其支者，下膝三寸而别。今《灵枢》膝误作廉。又云：足少阳之脉，循足跗上出小指次指之端。今《灵枢》误作入小指次指之间。第七卷云：汗出而热留者，寿可立而倾也。今《素问》

误作病而留者；《甲乙经》又误作热而留者。推寻文义，当以《脉经》为正。第五卷引张仲景论脉二条，在《伤寒论·平脉篇》中，可证此篇为仲景原文。又引扁鹊脉法，并不见于《难经》，而书中引《难经》之文，又不称扁鹊曰，可见《难经》不知何人所作，《新唐书》属之秦越人者，妄也。医家不知考古，往往舍本逐末。此本由叔和裒集而成，今去叔和又千余载，古书日渐散佚，赖是以略存梗概，洵为医林中不可多得之书。明有吴勉学校本，刊入《医统正脉》，多脱误不可读。惟袁景从校本，稍为完善。然或以意删改，弥失本真。此书不著录于《四库》，恐其久而遂亡。故汇集诸书，重为校正付梓，以广其传。其无古书可证者，虽有谬误，因而不革。不敢以一知半解，窥测古人也。

道光辛丑重五

金山钱熙祚识

（十九）黄铉《〈脉经〉书后》黄铉刊本（清道光二十三年〈1843〉）

晋太医令王叔和著《脉经》十卷，考《隋书·经籍志》及《唐志》所载并同。宋高阳生撰《脉诀》，伪托叔和书，世之业医者，便于习诵，《脉经》遂无有究心者。铉家旧藏钞写本一册，亥豕难读，不知何人手校。戊戌岁，借阅毛君生甫家元泰定本，卷帙不全，字句亦多舛错。从第次欧，曾购得明刻本二：一袁氏表校本，卷末识童文举复校重梓，与铉所藏写本，互有不同；一赵府居敬堂刊本，脱伪尤多，就中显误者易之，其有异同处，存疑加案语一二。按是书宋熙宁初林亿等奉敕校正刊行，嘉定间陈孔硕又校刊之；元泰定四年，柳赟、谢缙翁校刊于宗濂书院，略加辨正。注中有一作某字，及疑有阙误等，似不尽林亿原文，而无可区别。袁氏书后云：以所旧闻，间为补注，亦未有标识。今据泰定、居敬本所无者，为袁氏补注，而别以袁校、袁氏云云。不没前哲苦心，而古书真面目，亦不至失而愈远矣。王君荆门秦子易甫诸子奉之，悉心校勘，并考证《内经》《难经》《伤寒》《金匮》诸书，以订其伪，不可谓非叔和功臣矣。至《脉诀》鄙浅纰缪，自宋朱考亭先生论定后，屡为诸家攻驳。元戴启宗作《刊误》二卷，明李濒湖复出《脉学》一书，自是以来，《脉诀》遂废，医学廓清。独《脉经》刻本，世少流传，铉学识浅陋，不能测其渊微，乃既赖诸君考覈之勤，不敢秘诸箧笥，爰付剞劂氏。后之好学深思之士，或得古人妙用，不爽毫厘，则是刻不为无补尔。

道光二十三年癸卯五月

嘉定后学黄铉子仁氏谨跋

（二十）廖积性《重刻〈脉经〉序》廖积性本（清道光二十九年〈1849〉）

昔在黄帝，通天地之至数，合人形气血，分以三部，察以九候，别以七诊，必先知经脉。经脉者，十二经自然之脉也。十二经皆有动脉，而独取寸口，自秦越人。然考《素问·玉版论》云：行奇恒之法，以太阴始。盖气口成寸，以决死生。当于此而求之。其法盖出于黄帝以前，非秦越人所创也。古诊法不传，汉张仲景《伤寒论》篇，犹详辨跌阳、少阴之脉。论者谓危急之病，脉不见寸口者，可以古法通之。而在平时，则不如以关脉为跌阳，尺脉为少阴之为愈。则越人所定，固千古不易之大数矣。《素》《难》诸书，文义古奥，读者难之。越人《脉经》，久不行世。西晋王叔和出，纂述岐伯，华佗等论脉要诀，叙阴阳表里，辨三部九候，分人迎、气口神门，条十二经、二十四气、奇经八脉、五脏六腑、三焦，四时之疴，凡九十七篇，成《脉经》十卷。医家宗之，尊为一经。宋熙宁中，命林亿等校正刊行。迨其后高阳生，撰造《脉诀》，嫁名叔和，鄙俚肤陋，俗工便焉。其间如七表八里九道之非，动阳弦阴之误，二十四种脉，增长、短而去数散之舛。滑伯仁诸公，皆尝辨之。而赝编既显，真本转微。奉者方珍为秘书，攻者并因而集矢。流传辗转，愈晦愈蚀。元明以来，此书之存，不绝如线矣。夫医之治病，犹人之治水也。水周流于天地，脉传注于人身，而要必有其会归之处。江汉旁出为沱潜，沱潜旁导于他水，而其汇流也，以江汉为归。经脉从中焦注手太阴、阳明。阳明注足阳明、太阴。以达于足少阳、厥阴。而其还注也，以手太阴为归。不察其流，无以辨也；不会其原，无以统也。轩岐之书如《禹贡》，王氏之书如桑郦之《水经》。读《水经》，知《禹贡》水道之端委；读《脉经》，知《内经》脉法之精微。世医因讹袭谬，习歌括数十条，诩诩然自以为知脉。而其矫为高论者，则执上工望而知之，中工问而知之，下工脉而知之之说。于是弦芤代伏之异说，或为二十四脉，或为二十七脉，则又难更仆数者矣。高阳生按《脉经》而为《脉诀》，初亦不敢异经。其后鲁鱼亥豕，遂至阴阳颠倒，讹误不少。若非取本经起而正之，其遗害岂有穷乎？若夫脉家之说，亦有过者。分浮中沉，足矣，乃更分为五；分尺关寸，足矣，乃言及尺关、关寸之界。每人各异其脉，乃分为春弦夏洪；每脏各异其脉，乃分为日中、平旦。此皆过于求精细，而反泥者也。痰涎之症，当识其地；火毒之症，当辨其路。伤寒者，传尸、阴阳易之虫症，诗所谓蕴隆虫虫者也，乃仅称热病；痘疹者，流注、天蛊之虫症，诗所谓"蟊贼蟊疾"者也，乃仅称疮疥。人非脏裂肠断，无不可医，乃列不治之症太多。此皆过求穿凿，而反疏者也。然自神农以来，医圣医仙之脉论，叔和悉集而为书，又自加体验，察万人之脉，觇其同异得失，久则习伏众神，遂臻神悟；投其所向，鲜有过差。可谓集脉象之成者矣。虽时异世变，总不能出其范围。秋奕，僚丸，稽琴，阮啸，一艺通神，皆足千古。况脉其大者哉！是书首宗黄岐，附以诸贤，参以己意，称之曰经，不为僭矣。孔子曰：人而无恒，不可以作巫医。后世称巫为佛，称医为仙，至与儒宗礼乐，鼎足而称三教。祠庙赫奕，积久弥尊。世之择术者，可以知所处矣。

道光己酉年孟夏月
奉新寄沈廖积性撰

（二十一）周学海《重刻〈脉经〉书后》周学海本（清光绪十七年〈1891〉）

右《脉经》十卷旧本得之京肆，为道光间嘉定黄氏刻本。颇加校正，凡注中案字以下所云并是。独怪其雕工纸色甚恶劣，字句多脱误。或已为坊间翻本，非黄氏原刻矣。然亟求原刻，绝不可得。夫自叔和撰为此经，历千数百年，迭更表章，而不能大显于世。至于今日，寰中几无存书。尝历江淮，走燕赵，编询书肆，都无所得。金山钱氏刻入《守山阁丛书》，而全书卷帙浩繁，印行未广，兵燹以来，存者益寡。侧夫博雅好古君子，犹不尽能见之，市医之愦愦，固无可讥焉。学海累年苦病，频危于医，大惧古籍之沦亡，而脉学之传将失其真；生民夭札之祸，将靡所底也。久欲考订刊行，而汩于举业，未克及此。去年秋后，侨寓维杨，入冬多暇。于是取《内经》《难经》《中藏经》《仲景伤寒论》《金匮方论》《甲乙经》，凡叔和之所引据者，以及后来各家之引据《脉经》者，条列其文，更相校雠。嗣复得西法石印守山阁本，虽与黄本互有异同，已多所取证。其显系写刻错误者，悉为厘正。至于字句多寡，诸本各有增减，其无关理要者，及字义可疑，无从考校者，一切仍旧，不敢妄为更改，转失本来面目，亦存古之意也。二三同志集赀付梓，将广为印行，播之人间，庶几古籍长传，而生灵永赖矣乎。夫数千百年之后，此书之若存若灭，固不得而知之矣，然而古人竭一生之精力，撰辑成帙，但有裨于民生日用者，必有鬼物为之呵护，不使终泯也。虽星相卜筮，犹且如此，况《脉经》之关于黎元甚大，其屡晦而复显，岂偶然也哉。卷首备载历刻《脉经》序跋，庶读者有所考。且以见一书之显晦，亦若有数焉存乎其间也。

光绪十七年岁次辛卯暮春

皖南建德周学海潜初谨书

附录二：王叔和与《脉经》研究

《脉经》，三国魏至西晋间王叔和著。全书 10 卷，98 篇，1657 条，9 万字左右，约成书于公元三世纪上半叶（220～259）。该书是我国现存第一部脉学专著，在世界医学史上有重要影响。隋唐以后至清代的一千多年间，中国、日本、朝鲜都曾以政府诏令或律令的形式规定，将《脉经》《针灸甲乙经》《神农本草经》作为医师考试的必读之书和必考科目。因此，《脉经》是中医学宝库中的重要典籍，是中医诊断学（尤其是脉学）的经典之作。

（一）王叔和生平钩沉

《脉经》作者王叔和，名熙，字叔和。山阳高平郡（治在今山东省邹县西南）人。其生卒年代和生平事迹不见于正史，但零星见于西晋皇甫谧《甲乙经·序》、东晋高湛《养生论》、唐甘伯宗《名医传》、宋林亿《脉经·序》及唐孙思邈《千金要方》中。

将王叔和定为西晋时期人物，主要源自于宋代林亿。林亿在校正《伤寒论》后添加了"晋王叔和撰次"字样；在校定《金匮玉函经》疏中称王叔和是西晋人，为太医令；在校定《脉经》进呈札子中称叔和为西晋高平人；在《脉经》自序前将王叔和冠以"晋太医令"。此后历代均据此认为王叔和为晋太医令。但根据 2005 年出版的《山东省志·诸子名家志》，王氏生卒当在公元 177～280 年之间，如此则王氏一生绝大部分时间生活在东汉、三国时代，进入西晋时已是风烛残年了。故《山东省志》直接称其为"三国魏太医令"，此与余嘉锡先生《四库提要辨证》中所说的"叔和之官太医令，当在魏时"的论证一致。

综合史料及近年来的研究成果，大致上可以描绘出王叔和生平的轮廓：

王叔和与著名"建安七子"之一的王粲（仲宣）是同乡同族，与张仲景弟子卫汛相熟，张仲景又与王粲熟识，曾为王粲治疗疾病，事迹见于《甲乙经·序》。故王叔和与仲景有着一定的关联。公元 213 年（东汉建安十八年），封为魏王的曹操拜王粲为侍中，王叔和当在此时担任太医令之职。公元216年（建安二十一年），魏征吴，王叔和随侍。老年时流寓新洲（湖北省武汉市新洲区）至去世。死后备受尊崇，现新洲仍有王氏史迹遗存。

　　据宋林亿等校定《脉经》后进呈札子、《脉经·序》等文献综述，王叔和自幼性情沉静，好学求真，深研诸子百家。其生活的东汉末年，三国争雄，战事频仍，瘟疫流行，民不聊生，为救人于水火，王叔和刻苦钻研医学，精读《内经》《难经》，效仿医和、扁鹊、张仲景、华佗，参照王遂、阮炳、吴普、葛玄、张苗等名医的著作和经验，"博好经方，尤精诊处，洞识养生之道，深晓疗病之源"，因此成为国之名医，被拜为太医令。

　　除了《脉经》之外，王叔和另一项重大贡献是编次《伤寒杂病论》。据目前几乎成为定论的说法：张仲景《伤寒杂病论》著成后，经过几十年的动乱，已散佚不全。因此王叔和花费心血将《伤寒杂病沦》的残本重新编次，并且分为《伤寒论》《金匮要略》两书等——这几乎可以在所有论及王叔和编次仲景著作的文章、书籍中看到。但是这种说法却很可疑——张仲景作为东汉末年的长沙太守，其弟子卫汛则为一方名医，朋友兼病人王粲官至魏国侍中，而当了魏太医令的王叔和也是医中翘楚，高官在身。另有研究称王叔和仅比张仲景小20岁，非常有可能曾拜仲景为师……在这些显赫的学生、病人簇拥下，张仲景的《伤寒杂病论》成书仅三四十年就残乱不堪，到了必须重新整理的地步，似乎不太可能。因此，或许存在另一种可能，即仲景原书本来就不是一个已经定型的作品，也许就是医学讲稿、随笔、心得之类的内容，王叔和作为入门弟子，至少是私淑弟子，在仲景去世之后，为恩师编次著述，亦是常有之事。中国历来有这个传统，孔子《论语》故事便是典范……编次《伤寒杂病论》说不定还会有其他弟子如卫汛等人的功劳，只是王叔和身居高官，林亿等人择高位而录之，"王叔和撰次伤寒"便成为史实，其他人则被王叔和的光环掩盖了。

　　以上并非笔者臆测，史料中已经比较明确地传达了类似的真实情景。如皇甫谧《甲乙经·序》中所说的"仲景论广伊尹汤液，为数十卷，用之多验。近代太医令王叔和，撰次仲景，选论甚精，指事施用。"《甲乙经》成书于三国魏甘露四年（259），距《伤寒杂病论》成书的公元210年前后只有短短几十年，这段文字哪里可以看出对不久前惨遭厄运的名医名著有一点点惋惜、感叹、遗憾、愤懑之情？反而倒是告诉我们这样的意思：张仲景的医方很管用，但太多了，有几十卷之多。所以，王叔和做了一项有意义的工作，就是根据需要（指事），去精选一下仲景的理论和方药，再编排一下，选得很好，编排得也不错，非常切合实用。

再去询查当时相关的所有史料，也没有一点关于仲景书稿散佚的迹象，反而很多史学家认为王叔和编次的"仲景遗论"，是对仲景遗留的完整资料进行整理。如 1960 年宋向元在《王叔和生平事迹的探讨》中就提出这个观点，否认仲景书稿已"残缺失次"。而余嘉锡 1958 年在《四库提要辨证》中更是明确指出："王叔和似是仲景亲授弟子，故编定其师之书。"

据史书记载，除了撰著《脉经》，编次《伤寒杂病论》之外，王叔和还有多种医学著作，如：

《脉赋》：乾隆三十九年《高平县志》卷 14 "艺术"："《脉赋》三卷，晋王叔和。"《秘书省续编四库阙书目》："《脉赋》：旧题王叔和，一卷，佚。"

《论病》：《中国医籍考》："《王氏叔和论病》七录六卷，佚。"宣统三年《山东通志》卷 136 "艺文·医家"："《论病》六卷，晋王叔和。"

《孩子脉论》：乾隆三十九年《高平县志》卷 14 "艺术"："《孩子脉论》一卷，晋王叔和。"

《脉诀发蒙》：宣统三年《山东通志》卷 136 "艺文·医家"："《脉诀发蒙》三卷，晋王叔和"。

《脉诀纪要》：《宋志》："《脉诀机要》：旧题王叔和撰，刘元宾注；三卷。"南宋陈振孙《直斋书录解题》："《脉诀机要》三卷，晋太医令高平王叔和撰，通真子注并序。"乾隆三十九年《高平县志》卷 17 "杂志"："《脉诀机要》三卷，晋王叔和。"宣统三年《山东通志》卷 136 "艺文·医家"："《脉诀机要》三卷，晋王叔和。"

《平脉法辨脉法》：宣统三年《山东通志》卷 136 "艺文·医家"："《平脉法辨脉法》，晋王叔和。"

《张仲景药方》：宣统三年《山东通志》卷 136 "艺文·医家"："《张仲景药方》，晋王叔和。"

《张仲景疗妇人方》：《隋书·经籍志》："张仲景疗妇人方二卷。"宋代郑樵《通志·艺文志·医方类》："张仲景疗妇人方三卷。"明代焦竑《国史经籍志·医家类》："仲景疗妇人方十一卷"

《王氏叔和小儿脉诀》：《中国医籍考》："《王氏叔和小儿脉诀》，佚。"曾世荣《活幼心书》："宣和御医戴克臣侍翰林日，得《叔和小儿脉诀》印本二集。"

《伤寒论序例》：宣统三年《山东通志》卷 136 "艺文·医家"："晋王叔和。"

《伤寒论平脉法、辨脉法》：陆懋修《世补斋医书》："今所传《伤寒论平脉法、辨脉法》二篇及诸可与不可等篇，皆出叔和之手。王安道言之颇详，迹其文笔，绝类王氏《脉经》。"

（二）《脉经》成书年代

关于《脉经》的成书年代，比较统一的说法是在公元三世纪初，但在具体年代上则说法不一。影响比较大的是《脉经校释》（福州市人民医院，人民卫生出版社1984年版），以及一些学者在《脉经》考证的论文中（如张震之的"《脉经》刊本源流考略"，《天津中医学院学报》2001年第四期）均确认为成书于公元256～316年之间。还有将《脉经》成书年代确认为公元280年的（如日本学者小曾户洋等在《日本东洋医学会志》1979年的研究报告）。上述对《脉经》成书年代的认定，广泛被中医学界所引用，影响颇广。《脉经校释》在"约成书于公元三世纪初"后，还用括号标出公元纪年"265～316年"——自己给自己制造了一个矛盾：公元265已经不是"三世纪初"了，已经过了三世纪中叶；316年更是已经到了公元四世纪。至于成书于280年也是言出无据。

王叔和在世年代与张仲景（150—219）、皇甫谧（215—282）相去未远，三人的医学经历又多有相互联系，因此，仅从《脉经》与仲景《伤寒杂病论》、皇甫谧《甲乙经》的关系上，就可以推断出《脉经》成书年代。

《伤寒论·自序》中透露出该书的著述缘起和成书年代："建安纪年（196）以来，犹未十稔……"其时在公元206年前后，加上仲景"伤横夭之莫救……勤求古训，博采众方"的时间，《伤寒杂病论》的成书时间当在公元210年前后，而《脉经》中收录了张仲景论脉的条文，以及各科病证的辨证内容，可知《伤寒论杂病论》是《脉经》的资料来源之一，因此决不会早于公元210年。而皇甫谧的《甲乙经·序》中则直接道出"近代太医令王叔和，撰次仲景，选论甚精，指事施用"，虽未指出王叔和撰《脉经》，但根据王氏编次仲景著作和著《脉经》相距未远的史实，故不应晚于《甲乙经》成书年代；而《甲乙经》虽然刊行于晋太康三年（282），但成书年代却在三国魏甘露四年（259）。这已经得到学界多数专家认可。由此，《脉经》的成书年代就应该在公元210—259年之间，最有可能是在245—255年前后。这与五十年代余嘉锡先生在《四库提要辨证》中推论的"《脉经》成书年代在魏或晋初"也是一致的。

《脉经》成书于张仲景《伤寒论》后，皇甫谧《甲乙经》前，给《脉经》成书年代提供了充足的证据。由于东汉末年和西晋之间只隔着短短45年的三国时代，因此很容易被忽略。

确认《脉经》成书年代对中医学发展史有重要意义，如果能确认《脉经》成书于公元260年前后，则与张仲景《伤寒杂病论》只有四五十年的间隔，应该属于同一历史时期。近年来大量考据表明，王叔和"与士安同时"，应该是皇甫谧的前辈（宋向元：《王叔和生平事迹的探讨》）；《备急千金要方》卷二十六有"河东卫汛记高平王熙称食不欲杂……"而卫汛是张仲景的学生，有专家考证王叔和不仅和卫汛是同一辈人，而且两人交谊甚深，甚至"叔和得受学于仲景"（余嘉锡：《四库提要辨证》），也是仲景的学生。此外，《甲乙经·序》中记载张仲景治疗王粲（仲宣）事迹，王粲与王叔和同族同乡，一同赴荆州投靠刘表，而得识仲景，故有可能拜仲景为师等等，均支持王叔和和张仲景为同一时代的中医学家。

为保持古籍原貌，凡涉及成书年代者，均沿袭其旧。

（三）《脉经》内容结构

《脉经·序》清楚地告诉我们，该书的内容是"岐伯以来，逮于华佗，经论要诀，合为十卷。百病根源，各以类例相从，声色证候，靡不赅备。"《脉经》是我国现存第一部脉学著作，集魏晋前医家关于脉学知识之大成，是中医学脉学的奠基之作。王叔和广泛收集了前人的脉学理论，进行了认真的整理和鉴别，加以分门别类，融入己见，编撰而成。因此，《脉经》是一部脉学专著，基本内容包括脉形、诊脉方法及脉与脏腑、气血、阴阳、证治等的关系及其运用。

《脉经》中所有内容，都是立足于"脉"的本质。"脉"，就是中医学独特的生理概念"经脉"，是联络脏腑，沟通表里，运行气血，传导信息，驱除病邪的通道，它不是单一的血管。中医认为，各经脉均有相应的脏腑，病邪侵犯人体后通过经脉传输至不同脏腑，脏腑的疾病也可以通过经脉而反映在体表，最易表现在体表的部位作为察知疾病的方法，就是脉诊。经脉也是治疗手段发挥作用的途径，《伤寒论》中六经病的分类法就是从经脉理论而发展起来的。因此，《脉经》不仅介绍了诊脉的部位和各种脉象所主的疾病，更重要的是以"经络"为中心来对人体信息传输进行总体表述，因此该书内容也包含望诊等全部诊断方法，以及治疗方法、疾病预后等内容。书中大量载录了《内经》《难经》《伤寒杂病论》及扁鹊、华佗等医家关于病因、病源、证候、治则的理论和诊治方法，内容丰富，具有重要的史料价值、文献价值、学术价值和临床指导价值。

全书10卷论述的内容如下：

卷一：讨论脉法。内容主要来自《难经》，也记述了《伤寒论》脉法及《素问》对脉理的论述。其中载录的《脉法赞》内容，也见于《千金要方》，是引述前代医家论述五脏脉、命门脉与寸、关、尺的关系，人迎、气口的部位以及察脉治疗等内容的文字。

卷二：是《脉经》中最具特色的卷次。内容是寸、关、尺脉象各自所主的17、18、16种病状，以及并用汤剂、针灸的治疗方法。该卷中除了极少部分与《难经》的条文一致，其余的均未见于现存古籍。这些文字如果不是《脉经》作者自己撰写的，那就必定来源于已经失传的古医书。

本卷首次系统记述了针药结合的临床治疗方法，不仅在中国医学史上有重要意义，对今天的临床亦有指导作用。篇中提及方剂名称94次，除去重复，实际运用方剂70首；提及经穴名61次，除去重复，涉及24个穴位。

卷三：论述脏腑所主常脉。内容大多是引述《素问》《灵枢》《难经》的条文，分析脏腑主脉产生的原理和不同脉象的形态特征。

本卷中关于"四时经"的内容，是论述五脏及其不同脉象与四时的关系。类似内容也见于敦煌古医籍《五脏脉候阴阳相乘法·甲本》（英国编号：S5014）。《中国医籍考》认为"四时经"就是《隋书·经籍志》所载《三部四时五脏辨诊色诀事脉》一卷。

卷四：论脉断虚实生死等诊断要领。少部分引自《素问》《灵枢》《难经》，其余文字未见于现存古籍，应该是来自扁鹊的《脉论》及其他医书。

卷五：引述扁鹊、华佗等的脉学理论，其中约有三分之一的文字来源于《素问》《灵枢》《难经》。

卷六：论述五脏六腑病证。三分之二以上内容来自于《素问》《灵枢》《难经》《金匮要略》《伤寒论》。

卷七：论述热病及疾病宜忌。除《伤寒论》原文外，还引述了《内经》有关热病的内容。但有少部分内容未见于现存古籍，估计被引书籍已经失传，如《脉经·序》中提到的王、阮、傅、戴、吴、葛、吕、张等医家的著作。其中所引述的《医律》，明确提出了"伤寒有五，皆热病之类"的观点，对后世外感热病的研究很有启迪。

卷八：载录《金匮要略》杂病内容。其中"平卒尸厥脉证篇"不见于今本《金匮要略》，而"平霍乱转筋脉证"篇不见于《金匮要略》而见于《伤寒论》。但《金匮》首篇"脏腑经络先后病"篇却不见于《脉经》。在《脉经》"阳毒阴毒百合狐惑脉证"篇中，阴阳毒的两条原文所述症状较《金匮》更具体。"五脏风寒积聚病"篇在《脉经》中变成了"五脏积聚脉证"篇，其中无五脏风寒内容，而有五脏积（肺积、心积、脾积、肝积、肾积）的脉证。

卷九：载录《金匮要略》中妇人病和小儿病。在《金匮》中，妇人病仅3篇，《脉经》却有8篇，内容大大超过《金匮》，如"平妊娠分别男女将产诸证""平妇人病生死证"篇，今本《金匮》均未见。《脉经》中还有诊胎儿男女法、养胎法等，也是今本《金匮》所没有的。此外，该卷还记述了问答形式的病案讨论，是十分珍贵的妇科资料。但这些多出的内容是不是仲景原文，还有待深入研究。

卷十：手检图。以文字辅以脉图的方式论述脉与脏腑、经络、所主疾病的关系。此卷内容疑问甚多，其内容不但与《灵枢》《素问》《难经》中关于各脏腑分布的描述差异很大，而且《脉经》各版本也不一样，如张柏的《脉经真本》比钱熙祚的《脉经》多出任脉、冲脉、督脉三条。因此，给本书留下了巨大的谜团。

（四）《脉经》学术成就

脉学，是中医诊断疾病的独特方法，是中医诊断学最具特色的方法学成就，在指导中医理论与临床实践上有着极为重要的作用。脉诊的运用，在我国周代以前就已有记载，《史记》上就曾有"天下言脉者，由扁鹊也"的记载，《黄帝内经》《难经》《伤寒杂病论》以及汉晋以前的中医学家的著述中也均有记述。但只有在王叔和的《脉经》问世以后，脉学才成为一门系统的专门性科学。因此，尽管这是一部内容广泛的著述，但却是作为脉学领域的最高典籍，与《素问》《灵枢》《难经》《伤寒论》《金匮要略》一样，成为中医学的经典著作之一。

1. 集脉学知识之大成，制定脉学标准

脉诊在中国有着悠久的历史，但是在《脉经》撰成以前，脉诊的情况不能尽如人意，其原因有两个，一是诊脉方法混乱，《脉经》前不同学派的医家已有多种诊脉方法，使人无所适从。如《素问》《灵枢》中有三部九候法、四时脉法、尺肤法、寸口脉法等；在《伤寒论》又有分经诊脉法、跌

阳脉法等，涉及的脉象名称也有数十种。王叔和在系统总结前人脉学经验的基础上，淘汰了大量不适用的诊脉方法，从临床应用角度出发，倡导"寸口"脉法，并且将寸口脉的脉象约定为浮、芤、洪、滑、数、促、弦、紧、沉、伏、革、实、微、涩、细、软、弱、虚、散、缓、迟、结、代、动二十四种，对每一种脉象的指下感觉进行了规范，提出"浮脉，举之有余，按之不足"、"沉脉，举之不足，按之有余"之类的脉象形态的标准，使临证有准绳可依。《脉经》还列举出八组相类的脉象，进行排列比较，以便体会和掌握。

上述二十四脉，包含了血液循环系统的基本要素，能比较全面地反映生理和病理状态下心脏搏动的频率、节律、心输出量及血管紧张度等各种状态。因此，一直是中医界遵循的标准，"虽时异世变，总不能出其范围。"

其次，由于诊脉方法的混乱和繁琐，导致民间医生不重视脉诊的现象非常普遍，"省疾问病，务在口给"，根本不予诊脉，即便诊脉，也是"按寸不及尺，握手不及足；人迎、跌阳，三部不参；动数发息，不满五十"（《伤寒论·自序》）。虽然《内经》提出了"独取寸口"的学说与尺、寸名称，《难经》《伤寒论》对此也有所发展，但并没有足够强大的力量去规范、宣传、推广这种简略而实用的脉法。王叔和认为，脉法的繁杂影响了脉学的普及，使一般医生难于掌握。为此，王叔和将古代的脉学理论和方法加以整理、归纳，使之系统化、规范化、简约化，在《内经》"独取寸口"理论的基础上进一步阐明了寸、关、尺诊脉的原理与临床意义，确定了寸、关、尺的具体部位，提出了五脏六腑的候脉部位及脏腑病脉，并对此进行了普及化、实用化，以提高临床诊疗水平，避免"方治永乖，危殆立至"的误诊误治现象。因此学术界普遍认为，《脉经》将古代并无固定部位的"遍诊法"演变为"寸口法"，是中医脉学的一大飞跃和进步。

此外，《脉经》注重脉、证、治的内在联系，"诊脉分阴阳"，以把握疾病表里、寒热、虚实的变化；"诊脉察四季、分早晚"，以观察自然界气候变化和时间变化对脉象的影响；"诊脉分老小、男女"，则是三因制宜在脉学方面的运用。全书贯穿了中医学的整体观念、辨证思想，充满了人文关怀精神和严谨求实的科学态度。

《脉经》最伟大的成就，就是将中医诊断学进行了标准化、规范化基础上的整理、总结和提高，奠定了中医脉学基础，使脉学形成独立而实用的科学。此后在近两千年的中医诊断发展史上，《脉经》始终是所有脉学的学术源头。

2. 录古代佚书之遗文，保留珍贵史料

司马迁《史记》记载："至今天下言脉者，由扁鹊也。"可知扁鹊是前朝脉学大家，其脉法理论和实践被汇集成《扁鹊内外经》（见《汉志·艺文志》），但扁鹊的著作早已失传，今人无由得见。而《脉经》在一定程度上可以弥补今人的遗憾——《脉经》引述了大量已经佚失的古代医书内容，其中就包括《扁鹊内外经》等失传医书的部分内容。《脉经》卷五的内容主要来自于扁鹊脉学，如"扁鹊阴阳脉法"论述了三阴三阳常脉、病脉及刺法等；"扁鹊脉法"介绍了诊脉要诀，强调知常达变；"扁鹊、华佗察声色要诀"还载录了华佗论脉的内容。

古医书《脉法赞》在《脉经》卷一中被引述，其内容是论述五脏脉、命门脉与寸关尺的关系，人迎、气口的部位以及察脉治疗等。

古医书《四时经》的内容，出现在《脉经》卷三，是论述五脏及其不同脉象与四时的关系的珍贵文献。

古医书《医律》是论述外感热病的前代文献，其学术思想与《素问·热论》和《难经》中的"伤寒有五"论述互有异同，体现了当时对伤寒、外感热病的不同认识。该部分内容被保留在《脉经》卷七。

3. 集民间治疗之方药，倡导针药结合

我们今天看到的各种《脉经》版本，都是有方无药的，即在诊断的基础上，提出治则方名，方剂下却无药物组成。通过《脉经》自序可知，王叔和是以引用《内经》及当时存世的医书，编纂综合性医学理论书为目的的，因此《脉经》应该是理法方药俱全的。但是，在宋代林亿等人对此书进行校正时，为突出脉学特色而删去了所有药物组成！

尽管我们如今看不到这些方子的成分，但这并不能因为林亿等人之过而抹杀王氏搜罗各种疾病治疗所需理法方药的功劳。

例如，《脉经》中有300多条文字被认为是引述《伤寒论》的，但实际上并不完全都是，很多内容并不完全取材于仲景著作。如"平三关病候并治宜"论述外感热病辨证论治，文曰"寸口脉浮，中风发热头痛，宜服桂枝汤、葛根汤，针风池、风府，向火灸身，摩治风膏，覆令汗出"，"寸口脉数即为吐，以热在胃管，熏胸中，宜服药吐之，及针胃管，服除热汤，若是伤寒七八日至十日，热在中，烦满渴者，宜服知母汤"等40余条文字，其行文语气，体例风格都与《伤寒论》非常类似，但针药结合、内外治结合、辨脉辨证相结合、理法方药连贯的治疗风格非常明显，而且用方不同，即便用方同名，组成却不相同（《脉经》中方剂的组成虽被林亿删除，但部

分内容却被保留在敦煌古医籍中，可资比对）。

收藏于法国巴黎国立图书馆的敦煌医书卷子 P3287 中有与《伤寒论》类似条文下的方药桂枝汤、葛根汤、摩风膏、前胡汤、平胃丸、瞿麦汤、滑石散七首方剂（见马继兴：《敦煌古医籍考释》），这些方剂均有方剂组成，除了桂枝汤与《伤寒论》基本相同外，葛根汤比《伤寒论》多出黄芩、葳蕤、大青三味，而摩风膏（丹参、蜀椒、芎䓖、蜀大黄、八角蜀附子、巴豆、白芷）等方剂未见于《伤寒论》，专家认为不外两种可能，一是今本《伤寒论》佚失，二是这些理法方药出自其他医书。

《脉经》似乎特别推崇针药同用的施治方法，上文中"服桂枝汤、葛根汤，针风池、风府"等文字便是其例，而在卷六脏腑病证论治中，除针刺法外，对五脏病证提出了相应的治疗方剂，如肝病用防风竹沥汤、秦艽散；脾病用平胃圆、泻脾圆、茱萸圆、附子汤；肺病用五味子、大补肺汤、泻肺散；肾病用内补散、建中汤、肾气圆、地黄煎（缺心病的方剂），这也反映了《脉经》有注重脏腑辨证的倾向，与《伤寒论》专论六经辨证不同。

在针灸学术上，《脉经》继承了《灵枢》以来的经络学说，并将脏腑与经络依据表里相关的原则进行结合，使经络学说能更有效指导临床针灸实践。此外，《脉经》还充分重视因人、因地、因时施行针刺、灸法，对临床针灸学具有理论指导价值。

（五）《脉经》版本流传

历史上，《脉经》版本众多，繁杂混乱，给学习、研究者带来了一定的困难。

1.《脉经》版本流传

《脉经》成书到宋林亿校正前（255 左右～1068），长达 800 年之久，这期间史书上未见有对其注释、整理、校勘的记录，造成了版本的混乱和错讹甚多。北宋林亿是历史上对它进行系统校理的第一人。

北宋熙宁元年（1068），经校正医书局林亿等校定，由国子监第一次作大字刊行。这是后世所有《脉经》版本的祖本。

北宋绍圣三年（1096），又作小字重刊，这是因为"贫民难于办钱请买，兼外州军尤不可得"。（《宋刻脉经牒文》）可谓是为了普及而作的小字印刷。

南宋时据北宋版本重刻的有以下几种：

（1）福建建阳书坊刊本，刊年不详。

（2）广西漕司本，约刊于嘉定二年（1209），据福建建阳书坊本刊刻而成；

（3）何大任刊本，刊于嘉定十年（1217），据北宋绍圣小字本翻刻

以上五种宋刻本已全部亡佚失传。

元泰定四年（1327），河南龙兴道儒学据广西漕司本进行重刊，后世又据龙兴本再重新刊刻，由此而衍化出龙兴系统的系列刊本。

南宋何大任刊本在元以后分别有影本及复刻本行世，由此而衍化出何氏系统的系列刊本。

此后所有《脉经》版本均由这两大系统演化流传而来。

龙兴系统主要以刊本形式流传，如明毕玉刊本（1474）、明袁表刊本

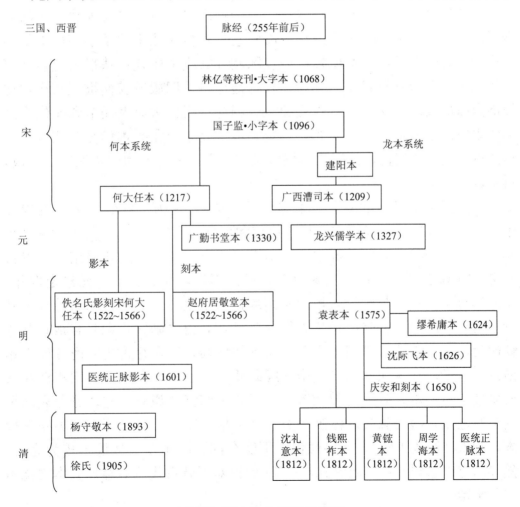

《脉经》版本流传概况示意图

（1575）。据袁表刊本重刊的有：日本活字本、明沈际飞刊本、清沈礼意刊本、清钱熙祚校本、清黄鋐校本、清周学海校本等。

另外，有明末天启四年（1624）缪希庸刻本，属于俗刻。

何本系统有影本、刻本两种版本形式：

（1）影本主要有：明佚名氏影刻宋本、明刊《医统正脉》影宋本（是明吴勉学据明代佚名氏影刻本再次影刻而成）、清杨守敬影邻苏园刊本等。

（2）刻本主要有：元广勤堂刊本（1330）、明赵府居敬堂刊本。

日本《经籍访古志》著录《脉经》三种：①聿修堂藏明代模雕宋本，属何氏系统。②怀仙阁所藏旧钞明成化重雕元泰定刊本，属龙兴系统。③怀仙阁藏万历三年袁表校刊本，也属龙兴系统。

2.《脉经》版本评价

目前存世的《脉经》版本多达六七十种之多，但是只有为数不多的何氏系统早期刊本更接近宋本原貌，因为它是直接从北宋绍圣小字监本复刊而成，从时间上看，何本比较接近《脉经》的成书年代；从形式上看，何本的流传多以影刻形式相沿刊印，较好地保持了旧版原貌而讹误较少，比较能全面的反映《脉经》的作品原貌。因此，明代仿何大任本和元代广勤书堂本应该是最佳传本。而龙兴系统刊本从北宋至龙兴本已复刻四次，以后仍以复刻形式流传，其衍化本辗转翻刻，多有一些人为的错误以及篡改，难免讹误较多。

民国医学家曹炳章编著《中国医学大成》，在为《脉经》撰写的提要中，对《脉经》的古代版本进行过比较和评价，比较中肯："是书为林亿校本，始刊于宋熙宁元年，再刻小字本于宋绍圣三年。宋陈孔硕用图本参订互考，重刻于广西漕司；兵燹以来，板已不存，知者亦寡。元泰定四年，东阳柳赟至江右，与医学教授谢君缙翁论古书之废，慨然欲以《脉经》刊置学宫，乃属宗濂书院山长董天衢聚工计佣，付之剞劂，期月告成；其卷帙次第，一仍陈氏广西刻本之旧，而不加增损，意在存古也。商务印书馆前以元本影印于《四部丛刊》中，或即此本。炳章藏有明天启四年江左缪希雍校正写刻本，后附王叔和著《人元脉影归指图说》二卷。分七表八里九道脉之说，与《脉诀》体制相类，是否叔和原著不可考。明有吴勉学校本，刊入《医统正脉》，字多脱误，不能卒读。惟元袁景从校本较为完善，然亦间有以意删改者，似失其真矣。"此论对了解古代《脉经》版本之优劣有一定帮助。

历代《脉经》版本统计表（以出版年代为序，截至 1966 年）

序号	年代	版本	责任者	备考
1	北宋熙宁元年 1068	林亿校定本（大字本）	林亿等	奉圣旨，北宋校正医书局校定、国子监刊行
2	北宋绍圣三年 1096	林亿校定本（小字本）	同上	国子监刊行。"大字本医人无钱请买，外州军尤不可得，作小字重行校对出卖"
3	南宋，刊年不详	福建建阳书坊本	未知	陈孔硕：绝无鬻者，板亦不存
4	南宋嘉定二年 1209	广西漕司本	陈孔硕	以建阳书坊本为底本，略改误字
5	南宋嘉定十年 1217	何大任刊本（何本）	何大任	以绍圣小字本为底本，正其误千有余字。宋太医局刊行
6	元泰定四年 1327	龙兴重刊本（龙本）	谢缙翁	以宋监本及广西漕司本、黄南牖家藏本，合校后刊行。江西湖东道准校刊行。为龙本系统的祖本
7	元天历三年 1330	叶氏广勤书堂刊本		叶日增
8	明成化十年 1474	苏州毕玉刻本	毕玉	据龙本重刊
9	明代，年不详	何本影刻本		是编从宋嘉定何大任刻本影抄
10	明嘉靖 1522~1566	赵府居敬堂刊本	赵康王朱厚煜	据叶氏广勤书堂刊本重刊
11	明万历三年 1575	福建袁表校本（袁本）	徐中行付校	以龙兴儒学本为底本校订而成
12	日本庆长年间 1596~1615	日本庆长古活字本		据袁表刊本重刊
13	明万历二十九年 1601	吴勉学校刊本（吴本）	吴勉学	据明影刻本重刊。"多脱误不可读"。《古今医统正脉全书》
14	明代，年未详	五车楼本		据吴本重刻
15	明天启四年 1624	缪希雍刻本（缪本）	缪希雍	据明影刻本重刊。附《人元脉影归指图说》二卷，《汪氏痘书》一卷
16	明天启六年 1626	鹿城沈际飞刻本	沈际飞	附《人元脉影归指图说》二卷
17	日本庆安三年 1650	村上平乐寺刻本		附人元脉影归指图说二卷 在沈际飞刻本基础上加日文训读符号
18	日本元禄十三年 1700	日本元禄影刻本		在沈际飞刻本基础上加日文训读符号
19	清嘉庆间 1796—1820	宛委别藏影抄本	阮元	
20	清嘉庆十七年 1812	会稽沈礼意刻本（沈本）		书名为《脉经真本》
21	道光十三年 1833	张柏校刻本		据沈本《脉经真本》校刻。蜀中怡山馆刊行

序号	年代	版本	责任者	备考
22	清道光二十一年 1841	金山钱熙祚校刻本（钱本）	钱熙祚	"《医统》不全，袁本多误，惟守山较善。"以龙兴儒学本为底本汇集诸书重为校正付梓而成。《守山阁丛书》
23	清道光二十三年 1843	嘉定西溪草庐黄铉校刊本（黄本）		据泰定本残本、旧抄本及赵府刊本重校刊而成
24	清道光二十四年 1844	重刊钱本		同上。《守山阁丛书》
25	清道光二十九年 1849	廖积性刊本（廖本）	廖积性	据明影刻宋本、元明诸本校，重刊此书。
26	清咸丰六年 1856	宏道书院本		据沈本《脉经真本》校刻
27	清咸丰六年 1856	芸晖堂刻本		据沈本《脉经真本》校刻
28	清咸丰七年 1857	张尔炽校刻本		据沈本《脉经真本》校刻。宏道书院藏板
29	清同治元年 1862	紫东阁刊本	姜国伊	据沈本《脉经真本》校刻。《姜氏医学丛书》
30	清光绪十五年 1889	石印本		上海鸿文书局据守山阁本石印
31	清末，年代不详	张氏校刊本		汀洲张氏励志斋据守山阁本校刊本
32	清光绪十六年 1890	《守中正斋丛书》本		据沈本《脉经真本》校刻
33	清光绪十八年 1892	成都黄氏茹古书局刻本		
34	清光绪十九年 1893	景苏园影宋刻本	杨守敬	据杨守敬从日本购回之明代何本影刻本影印
35	清光绪二十五年 1899	何氏重刊本		据沈本《脉经真本》校刻。《姜氏医学丛书》
36	清光绪三十一年 1905	长沙徐氏橘隐园刻本	杨守敬	同上
37	清光绪三十三年 1907	京师医局重印《医统》本		据称以《医统》本重印，实为袁表本，故称此本为"伪医统本"
38	1911 年刊。又有）	周学海校刊本（周本）		《周氏医学丛书》
39	民国间	影宋本		上海进化书局据宋嘉定何大任刻本影印
40	1930 年	成都姜氏重刊本		据沈本《脉经真本》校刻。《姜氏医学丛书》
41	1935 年	影印《四部丛刊》本		上海商务印书馆据叶氏广勤书堂刊本影印
42	1929—1935 年	《万有文库》本		上海商务印书馆据叶氏广勤书堂刊本排印
43	1936 年	影印周学海校刊本		《周氏医学丛书》

序号	年代	版本	责任者	备考
44	1956 年	影印本		人民卫生出版社据叶氏广勤书堂刊本影印
45	1957 年	上海卫生影印本		上海卫生出版社据杨守敬影刻本影印
46	1958 年	上海科技卫影印本		上海卫生出版社据杨守敬影刻本影印
47	1962 年	影印本		人民卫生出版社据叶氏广勤书堂刊本影印

3. 林亿校定《脉经》的功过

晋代时期，战乱较多，医书流失、损毁现象十分严重，"自晋室东渡，南北限隔，天下多事，于养生之书，实未遑暇。虽好事之家，仅有传者。"（林亿《校定脉经序》）故北宋熙宁元年（1068）校正医书局林亿等奉诏校理众多医书，其中也包括《脉经》。

从林亿校定《脉经·序》以及今本《脉经》内容看，林亿校定《脉经》取得了不少成绩。

首先，选定了最佳版本。北宋校正医书工作是在古籍图书情势危殆的情况下进行的，《脉经》的版本状况也是十分糟糕。史志载录，原书十卷，到《旧唐志》著录时仅剩两卷。而只有找到最佳版本才能进行校理。据林亿自己介绍，找到三个《脉经》版本，排除了两个：一是"以隋巢元方时行《病源》，为第十卷者，考其时而缪自破"；二是"以第五分上下卷，而摄诸篇之文，别增篇目者，推其本文，而义无取稽。"剩下的版本自然就是最好的了。据此，"博求众本，据经为断，"（林亿校定《脉经·序》）因此才有了我们现在看到的《脉经》。

其次，林亿等人的校勘工作比较细致，编次工作也比较合理。在校勘过程中，林亿利用国家的力量广征群书，考以《素问》《九墟》《灵枢》《太素》《难经》《甲乙》及仲景之书，并涉及《千金要方》及《千金翼方》等著作。为我们留下了高质量的《脉经》整理本。

此外，林亿在校勘的同时，还第一次给《脉经》作了少量的注释，解释了医学术语、注解了不易理解的词语、阐述医理等。由于去古未远，义理未迁，又是大家作注，至精至当，这些注释对后人掌握此书具有重要意义。

关于林亿校定本的过失，后人指责较多的，是他们在删重补脱的同时，删除了《脉经》中原有的方剂成分（药物、剂量、制法、服法等内容）。从当时的情况看，为了"以类相从"，使这部理法方药俱全的综合性医著成为专业的脉学专著，这样的删除是有道理的。因为当时必定还有大量的书籍记载着这些方剂，检索甚为便利，甚至这些删去的内容对于当时的医生来说根本就不是一回事，因为这是他们的基本素养，是医生的"蒙学"基本功。但林亿没有想到的是，时间抹去了很多常识，医书亡佚使今人无从得知这些方剂的真面目！所以，当时并非是"过"，今天却转化为"失"。

此外，还有一些医家认为林亿在校定过程中掺入己见，狗尾续貂，增加了一些内容。如元明之际的医学家吕复认为："意其新撰四时经之类，皆林亿所增入"。这种情况在林亿等人校定的其他重要古籍中也有人质疑。

无论如何，林亿校本是《脉经》流传史上的第一次官校本，也是后世所有《脉经》刊本的祖本。林亿等人校注《脉经》的贡献无可置疑。

（六）《脉经》地位与影响

《脉经》被历代医学家称颂为"医门之龟鉴，诊切之指的"（吕复），在世界医学史上享有崇高的地位。

早在隋、唐、宋时期，《脉经》与《素问》《神农本草经》等书并列为"太医署""太医局"的必修基础课。

《脉经》成书之后，成为历代医家、医著的学术源头，隋巢元方《诸病源候论》、唐·孙思邈《千金要方》和《千金翼方》、唐·王焘《外台秘要》、日本《医心方》等大型医著，都大量引述《脉经》的内容作为脉学依据，《脉经》二十四脉的标准，至今还被中医界奉为圭臬。

历代对《脉经》的评价，认为其学术地位应该等同《黄帝内经》《伤寒杂病论》。如何大任《王氏脉经后序》说："医之学以七经为本，犹儒家之六艺也。然七经中，其论脉理精微，莫详于王氏《脉经》，纲举目分，言近旨远。是以自西晋至于今日，与黄帝卢扁之书并传，学者咸宗师之。"明代袁表则认为："叔和生千载之后，隐括古今，洞察玄微，旁喻曲证，爰著是书，为切家指南，其蔼然称经宜矣。"

早在公元6世纪，《脉经》就传到了朝鲜和日本，和《甲乙经》等书共同列为当时医师考试的必考课。在古日本，《大宝律令》（701）、《养老律令》（718）中的医疾令规定"医生习《甲乙经》《脉经》《本草》，兼习《小品》《集验方》"。天平宝字元年（757）敕令，规定医生须学习《太素》《甲乙经》《脉经》《本草经》等。近世《十五指南篇》一书序文中，关于医学修养法也有"广阅《内经》，遍窥《本草》。切诊以王氏为主，处方宗张仲景……"等指导性规定。公元7世纪，切脉法被取经僧人介绍给印度人，唐僧义净（678～695）年曾在印度夸耀中国的脉法（李涛《中国对于近代几种基础医学的贡献》）。

　　大约在公元10世纪前，中国切脉方法就传到了欧洲和阿拉伯，尤其是对阿拉伯医学产生了很大的影响。阿拉伯医学之父阿维森纳（980－1037）所撰著的《医典》中，有关切脉部分，48项中有35项与《脉经》相同，基本上是根据王叔和的《脉经》而写成的。由于《医典》在15至17世纪一直是欧洲著名医学院校如罗文、蒙特利埃等的主课，因此史学家认为16至17世纪欧洲医学家争相研究心血管，直至哈维发明血液循环，都与中国脉学的传入是分不开的。（李涛《中国对于近代几种基础医学的贡献》）1313年，波斯（伊朗）宰相哈姆丹尼主持，拉什德·阿合丁等合著了医学百科《伊儿汗的中国科学宝藏》一书，其中就将《脉经》译出，并提到王叔和的名字。17世纪时，《脉经》被译成多种文字，在欧洲广泛流传。英国著名医学家芙罗伊尔受《脉经》影响，开始研究脉学，发明了一种供切脉以时计数的仪器，还撰写了《医生诊脉的表》一书，于1707年在伦敦出版，他的著述和发明被当时西方认为是具有历史意义的。

　　由此可见，《脉经》的成就对整个人类都有着重大贡献。